国家卫生和计划生育委员会"十二五"规划教材
全国卫生职业教育教材建设指导委员会"十二五"规划教材
全国高职高专院校配套教材
供护理专业用

儿童护理学
实训与学习指导

主　编　许　玲　臧伟红

副主编　李美珍

编　者（以姓氏笔画为序）

王　敏（聊城职业技术学院护理学院）

许　玲（皖西卫生职业学院）

李伦兰（安徽医科大学第一附属医院）

李美珍（宁波卫生职业技术学院）

张春慧（郑州大学护理学院）

张梅珍（广州医科大学卫生职业技术学院）

谢玲莉（长沙卫生职业学院）

臧伟红（聊城职业技术学院护理学院）

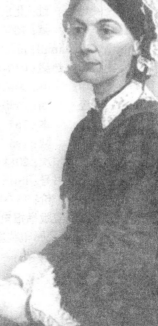

人民卫生出版社

图书在版编目（CIP）数据

儿童护理学实训与学习指导 / 许玲，臧伟红主编.
—北京：人民卫生出版社，2014
ISBN 978-7-117-18677-3

Ⅰ.①儿… Ⅱ.①许…②臧… Ⅲ.①儿科学 – 护理
学 – 高等职业教育 – 教学参考资料 Ⅳ.① R473.72

中国版本图书馆 CIP 数据核字（2014）第 109581 号

人卫社官网	www.pmph.com	出版物查询，在线购书
人卫医学网	www.ipmph.com	医学考试辅导，医学数据库服务，医学教育资源，大众健康资讯

儿童护理学实训与学习指导

主　　编：许　玲　臧伟红
出版发行：人民卫生出版社（中继线 010-59780011）
地　　址：北京市朝阳区潘家园南里 19 号
邮　　编：100021
E - mail：pmph @ pmph.com
购书热线：010-59787592　010-59787584　010-65264830
印　　刷：潮河印业有限公司
经　　销：新华书店
开　　本：787×1092　1/16　印张：8
字　　数：195 千字
版　　次：2014 年 7 月第 1 版　2014 年 7 月第 1 版第 1 次印刷
标准书号：ISBN 978-7-117-18677-3/R · 18678
定　　价：18.00 元

打击盗版举报电话：010-59787491　E-mail：WQ @ pmph.com
（凡属印装质量问题请与本社市场营销中心联系退换）

前 言

本配套教材以高职高专护理专业《儿童护理学》教学大纲和教材为依据,由实训指导、学习指导和模拟试卷三部分组成,目的是帮助学生巩固、理解和应用该教材的学习内容,使知识的学习更系统化、形象化,更接近临床。通过对常见病、多发病护理程序的应用,来提高学生的整体思维能力,更好地解决临床护理工作中遇到的实际问题。

1. 实训指导包括实训目的及内容、实训前准备、实训方法及要求、自我评价与反思等。护理技能操作包括实践目的、地点、操作前准备、内容及方法、注意事项等,并附有技能考核标准(第一章绪论及第三章儿童保健未安排实训)。

2. 学习指导由学习小结、课后习题两部分组成。学习小结是按教材章节顺序,对各章重点、难点内容简明扼要地归纳和总结,主要包括护士执业资格考试考点内容。课后习题按照护士执业考试题型,对各层次知识点进行设计,以帮助学生消化、吸收和巩固教材内容。每学时约 10 ~ 15 道题,均为选择题:A1 型题为单句型最佳选择题,约占 20%;A2 型题为病历摘要型最佳选择题,约占 50%;A3/A4 型题为病例组型最佳选择题,约占 30%。

3. 模拟试卷是让学生在学习后检验知识掌握情况,由选择题、名词解释、填空题、简答题和问答题组成,选择题主要是 A1、A2、A3/A4 型题,与护士资格考试接轨。

本配套教材突出了实用性的特点,符合高职高专护理教学实际。注重与国家执业护士资格考试相衔接,贴近考试的大纲内容,便于学生复习考试;贴近教师的教学要求,便于组织教学;贴近学生的学习习惯,便于掌握应用。

在编写过程中,得到各位编委所在院校的大力支持,并参考了各高等医学院校教材的新知识,在此一并表示感谢。如有不当之处,真诚希望广大师生和护理同仁提出宝贵意见和建议。

许 玲 臧伟红

2014 年 2 月

目 录

第一章 绪 论

学习指导

【学习小结】

儿童护理学是一门研究儿童生长发育、卫生保健、疾病防治和护理,以促进儿童身心健康的护理科学。随着医学模式和护理模式转变,儿童护理学在其任务、范围及护士角色等方面不断更新和发展,改变了传统的以疾病为中心的护理方式,而形成新的护理模式,从体格、智能、行为和社会等方面研究,对儿童提供综合性、广泛性护理,以增强儿童体质,降低儿童发病率和死亡率,从而达到保障和促进儿童健康的目的。

根据不同阶段儿童身心发育特点,将儿童人为划分为七个时期。抓住儿童各期特点,有侧重地进行护理非常重要。胎儿期完全依赖母体生存,孕母健康、营养、情绪等都直接影响着胎儿发育,此期应加强孕期保健,包括孕妇咨询、孕母营养、孕母感染性疾病的防治、高危妊娠的监测及早期处理、胎儿生长监测及一些遗传性疾病筛查等;新生儿脱离母体开始独立生活,抵抗能力差,发病率和死亡率高,故新生儿期应注意保暖、合理喂养、预防感染和进行日常护理等;婴儿期是儿童第一个生长高峰,而消化功能尚未完善,故喂养很重要,提倡母乳喂养、及时合理添加辅食,有计划地预防接种;幼儿期智能发育较快,语言、思维和交往能力增强,应加强早期教育,培养良好的习惯和心理素质,注意预防意外;学龄前期智能加快,语言和思维能力进一步发展,应培养良好的品德、生活和学习习惯,注意防止意外伤害;学龄期体格生长相对缓慢,智能发育进一步成熟,应加强教育,促进其德、智、体、美、劳全面发展;青春期是第二个生长高峰,生长发育速度加快,性别差异显著,在心理和行为方面发生改变,加强青春期教育和引导,使之树立正确人生观和培养良好的道德品质,并供给足够的营养。

儿科护理工作者应具有强烈的责任感,掌握并具备必要的儿童心理学、儿童教育学知识与能力,并随着儿童各专科医学和护理学进展、新技术新仪器应用,不断更新知识,熟练掌握比较复杂的临床护理技术、抢救技术及先进仪器设备的使用,做一名适应新世纪护理事业发展要求的合格护士。

课后习题

A1 型题

1. 儿科护理学范围应除外

A. 健康、亚健康和患病儿童的护理

B. 儿童保健

C. 疾病预防

D. 社会学、心理学、教育学等学科

E. 精神病学

2. 根据解剖生理特点,将儿童时期分为

A. 8 个时期   B. 7 个时期   C. 6 个时期

D. 5 个时期   E. 4 个时期

A2 型题

3. 宝宝 25 天,母乳喂养,已经注射乙肝疫苗和卡介苗。医护人员告诉妈妈新生儿期护理很重要,那么新生儿期是指

A. 从受孕到生后脐带结扎

B. 从出生脐带结扎开始到满 28 天

C. 从出生脐带结扎开始到满 29 天

D. 从出生脐带结扎开始到满 1 个月

E. 从出生脐带结扎开始到满 1 周岁

4. 宝宝 8 个月,母乳与牛奶混合喂养,未添加辅食,医生告诉妈妈一定要让孩子在婴儿期就学会吃饭,那么婴儿期是指

A. 从出生至 28 天后   B. 从出生至 1 周岁

C. 从生后 1 个月到满 6 个月   D. 从生后 1 个月到满 1 周岁

E. 从生后 1 周岁到 3 周岁

5. 宝宝生后体重增长 6kg,妈妈担心孩子发生肥胖。医生告诉妈妈她的孩子正处于生长发育最快时期,其最快时期是

A. 新生儿期   B. 婴儿期   C. 幼儿期

D. 学龄前期   E. 学龄期

6. 准妈妈了解到儿童在生长发育时期应注意预防意外发生。请你告诉准妈妈儿童最易发生意外事故的时期是

A. 新生儿期   B. 婴儿期   C. 幼儿期

D. 学龄期   E. 青春期

7. 某护士对宝宝妈妈进行健康教育,讲到婴儿期特点时,下列叙述错误的是

A. 生长发育最迅速   B. 易发生消化与营养紊乱

C. 饮食以乳汁为主   D. 需要有计划地接受预防接种

E. 抗病能力较强,不易患传染病

A3/A4 型题

(8~10 题基于以下题干)

宝宝长大了,已经到青春期,独立性强,不爱说话,经常与老师产生冲突。妈妈很焦急,向医生咨询是否孩子出现了问题,医生告诉她这是青春期特点。

8. 请问青春期生长发育最大特点是

A. 体格生长   B. 神经发育成熟

C. 内分泌调节稳定   D. 生殖系统迅速发育,并渐趋成熟

E. 易患痛经、痤疮、肥胖症、贫血等

9. 人的生殖系统发育成熟时期是

A. 婴儿期   B. 幼儿期   C. 学龄前期

D. 学龄期   E. 青春期

10. 有关青春期保健,下列叙述错误的是

A. 应加强青春期教育和引导,培养良好的道德品质

B. 供给足够营养以满足生长发育的需要

C. 注意休息,减少活动量

D. 注意学习成绩的变化

E. 进行性知识教育

(11~13题基于以下题干)

宝宝出生已15天,一家人非常高兴,但是不知怎样护理孩子才是最科学的。在为家长普及儿童护理知识时,请你告诉家长

11. 幼儿期喂养很关键,幼儿期是指

A. 从出生28天至生后10个月　　　　　　B. 从出生28天至满1周岁

C. 从出生到满1周岁　　　　　　　　　　D. 从出生到满2周岁

E. 1周岁到满3周岁

12. 宝宝是男孩,孩子可能从几岁开始进入青春期

A. 10~11岁　　　　　B. 11~12岁　　　　　C. 12~13岁

D. 13~14岁　　　　　E. 14~15岁

13. 孩子机体发育最早的系统是

A. 消化系统　　　　　B. 循环系统　　　　　C. 呼吸系统

D. 神经系统　　　　　E. 生殖系统

(臧伟红)

第二章 | 生长发育

一、实训指导

实训 2-1 儿童生长发育测量及评估

【目的及内容】

1. 掌握儿童生长发育评估方法,指导家长进行生长发育干预。
2. 在社区实践中表现出认真、负责的态度,对儿童爱护和关心,礼貌待人,取得家长合作。

【实训前准备】

1. 联系社区家庭,与社区及家长沟通并做好准备。
2. 准备儿童生长发育测量的多媒体资料(录像、VCD 或课件)。
3. 学生应准备护士服、帽子、口罩、身高测量仪、体重测量仪、皮尺等。

【方法及要求】

(一) 社区实践(托儿所)

1. 集中由带教老师讲述后分组,每 4～6 人为一组,在组长的带领下对社区家庭(托儿所) 3～5 岁儿童进行生长发育测量与评估。

2. 各小组将收集到的资料整理后讨论,以课件形式进行展示(要求要有数据支撑、内容丰富、有指导建议),以小组为单位评分。

3. 每位学生写出实践报告,交老师批阅。

(二) 测量体重法

需用物品:婴儿磅秤、儿童或成人磅秤,尿布、衣服及毛毯。

1. 婴儿测量法

(1) 在婴儿磅秤的秤盘上铺清洁尿布,调节指针到零点平衡。

(2) 先称出干净衣服、尿布、毛毯的重量,并记录。

(3) 婴儿更换已称过的干净衣服、尿布和毛毯后再称重量,后者重量减去前者重量,即为婴儿体重。

2. 儿童测量法

(1) 年龄较大的儿童可坐于儿童磅秤或站在成人磅秤上测量。测量者可先用脚尖固定秤盘,待儿童站稳后,再松开脚尖测量体重并记录。

(2) 不能合作的婴儿可穿已知重量的衣服或包上已知重量的毛毯,由测量者或家属抱起一起称重,再减去衣服、毛毯重量及成人体重即得婴儿体重。

3. 注意事项

(1) 每次测体重前先调节磅秤到零点平衡后方可使用。

(2) 如需每日测量体重,应在每日同一时间、用同一磅秤进行,并定期校对。最好在空腹时进行。被测者应脱去外衣、帽子和鞋袜,并排空小便。

（3）若测得数值与前次差异较大时,要重新测量核对。

（4）注意安全和保暖。

（5）体重记录均以千克为单位。

（三）测量身长（高）和坐高

需用物品:测量桌或测量板、清洁布、立位测量器或有身高量杆的磅秤,没有以上条件时可用带尺(不用塑料尺)、坐高计。

1. 婴儿测量法

（1）在测量板上铺清洁布,婴儿脱去帽子和鞋袜,仰卧于测量板底中线上。

（2）将头扶正,使婴儿头顶轻轻贴近测量板顶端,测量者左手按住婴儿双膝使两腿伸直,脚跟贴住测量板,右手推动滑板至贴住两足底且两侧标尺刻度读数相同,读出身长厘米数。

（3）将婴儿双腿抬起,双腿与底板垂直90°,臀部紧贴测量板,推滑板至压紧臀部,读出坐高厘米数。

（4）如无测量板可用带尺。将带尺两端固定在长桌面上,用一活动小木板作测量滑板,方法同上。

2. 儿童测量法

（1）脱去鞋帽袜,让儿童站在立位测量器或有身高量杆的磅秤上,面向前方,取立正姿势,眼向前看,使眼眶下缘与外耳道口上缘处于同一水平面上。两臂放松下垂,手掌向内,手指并拢。足跟靠拢,足尖分开约60°,足跟、臀部和两肩胛间几点同时靠着量杆。

（2）将推板轻轻推至头顶,推板与量杆呈90°,读出身高厘米数。

（3）坐于坐高计上,两大腿伸直与躯干呈直角而与地面平行。头与肩部的位置与量身高的要求相同。

【课后评价与反思】

通过对儿童生长发育评估,制订干预措施,并谈谈参加本次实践体会。

【体重测量技能考核标准】

项目	评分标准	分值	扣分标准	得分
准备质量标准（15）	护士:衣帽整齐,洗手,环境适宜	5	缺一项扣2分	
	婴儿:身体许可,尿布、被褥、衣服齐全,饭前、大小便后测量	5	缺一项扣1分	
	用物:婴儿(儿童)体重仪	5	不能确定测量仪工作正常扣5分	
操作质量标准（75）	1. 把清洁尿布铺在秤盘上调节指针到零点	15	全缺项扣15分 不准确扣10分 操作生疏扣5分	

续表

项目	评分标准	分值	扣分标准	得分
操作质量标准(75)	2. 称出干净衣服、被褥的重量	20	全缺项扣20分 数据有误扣5分 其他操作有误酌情扣分	
	3. 更换已称过的干净衣服、尿布和毛毯后再称婴儿重量	20	全缺项扣20分 数据有误扣10分 其他操作有误酌情扣分	
	4. 后者重量减去前者重量为婴儿体重	20	全缺项扣20分 数据误差太大扣10分	
评价质量标准(10)	操作规范、熟练	3	生疏扣2分,有停顿扣1分	
	语言流利,指导正确	2	交代不清扣1分	
	工作态度认真	2	不认真扣1分	
	所需时间5分钟	3	超过1分钟扣1分	

核对方法:操作、口述

【身高测量技能考核标准】

项目	评分标准	分值	扣分标准	得分
准备质量标准(15)	护士:衣帽整齐,洗手环境适宜	5	缺一项扣2分	
	婴儿:身体许可,尿布被褥、衣服齐全	5	缺一项扣1分	
	用物:婴儿(儿童)身高仪	5	不能确定测量仪工作正常扣2分	
操作质量标准(75)	1. 根据年龄不同选择正确测量方法	15	选错仪器扣15分 选择仪器有问题酌情扣分	
	2. 将清洁布铺在测量板上,婴儿脱去帽子和鞋袜,仰卧于测量板底中线上	20	全缺项扣20分 位置不准确扣5分 其他操作有误酌情扣分	
	3. 将头扶正,使婴儿头顶轻贴测量板顶端,测量者左手按住婴儿双膝使两腿伸直,脚跟贴住测量板	20	全缺项扣20分 体位有误扣5分 没按双膝使两腿伸直扣5分 其他操作有误酌情扣分	
	4. 说出婴儿身高	20	全缺项扣20分 数据误差太大扣10分	
评价质量标准(10)	操作规范、熟练	3	生疏扣2分;有停顿扣1分	
	语言流利,指导正确	2	交代不清扣1分	
	工作态度认真	2	不认真扣1分	
	所需时间5分钟	3	超过1分钟扣1分	

核对方法:操作、口述

二、学习指导

【学习小结】

生长是指随着儿童年龄增长,身体各器官、系统增长和形态改变,有相应的测量值来表示量的变化。发育是指细胞、组织、器官分化及功能逐渐成熟,是质的变化。生长发育遵循一定规律,如连续性和阶段性、顺序性、不平衡性等,但也有个体差异。影响生长发育的因素很多,如遗传、环境等。

生长发育评价常用的指标有体重、身高、坐高、头围、胸围、上臂围、皮下脂肪厚度等,其中体重、身高、头围使用最多。体重是身体器官、系统、体液的总重量,是代表体格生长,尤其是营养状况的重要指标,也是决定临床补液量和给药量的重要依据。身高是指从头顶到足底的全身长度,是头部、脊柱与下肢长度的总和,是反映骨骼发育的重要指标。头围增长与脑和颅骨发育有关,在 2 岁内连续监测头围最有价值。人一生有 2 副牙齿,即乳牙和恒牙,乳牙有 20 个,恒牙有 32 个。生后 6 个月左右乳牙开始萌出,2～2.5 岁乳牙出齐,2 岁以内的儿童牙齿数目约等于月龄减去 4～6。6 岁左右开始萌出第一颗恒牙,恒牙在 20～30 岁出齐。

在儿童成长过程中,神经心理发育与体格生长具有同等重要的意义,神经心理发育反映日常行为,包括感知、运动、语言的发育,以及记忆、思维、情感、性格等心理活动的发展。运动发育可分为大运动和细运动两大类,大运动包括抬头、坐、爬、站、走、跳等,细运动包括用手抓物品,捏、敲、打物品,玩各种玩具,画画、穿脱衣服等。言语发育包括听、说等感觉和理解过程,也包括读、写等表达过程。婴儿自 1～2 个月开始发喉音,9 个月能按照成人的言语吩咐去做相应的动作,如"再见"等,1 岁开始会说单词,2 岁能讲 2～3 个字的词组,3～4 岁时能说短小歌谣,会唱歌,以后不断发展、完善。儿童神经心理发育基础是神经系统发育,尤其是脑发育,除先天遗传因素外,神经心理发育与环境密切相关。

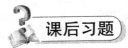
课后习题

A1 型题

1. 儿童生长发育最快的时期是

A. 婴儿期　　　　　　B. 幼儿期　　　　　　C. 学龄前期

D. 学龄期　　　　　　E. 新生儿期

2. 儿童生长发育一般规律,不符的是

A. 由上到下　　　　　B. 由远到近　　　　　C. 由粗到细

D. 由低级到高级　　　E. 由简单到复杂

3. 儿童发病率和死亡率最高的时期为

A. 新生儿期　　　　　B. 婴儿期　　　　　　C. 幼儿期

D. 学龄前期　　　　　E. 青春期

4. 儿科护理人员的角色,不正确的是

A. 直接护理者　　　　B. 单纯医嘱执行者　　C. 病人代言人

D. 康复、预防指导者　E. 好帮手

5. 前囟门闭合时间是

A. 6 个月   B. 8 个月   C. 10 个月

D. 12~18 个月   E. 14 个月

A2 型题

6. 宝宝 2 个月,在健康体检中发现孩子能试着抬头。妈妈追问,孩子能伸手拿到物品的月龄是

A. 2 个月   B. 4 个月   C. 6 个月

D. 8 个月   E. 9 个月

7. 宝宝出生后生长发育正常,此时头围与胸围大致相同。那么他的年龄是

A. 8 个月   B. 10 个月   C. 1 岁

D. 2 岁   E. 3 岁

8. 宝宝妈妈知道孩子正常发育的重要性,非常关注体重变化。请你告诉她,计算公式: 平均体重 = 年龄 ×2 + 8(kg)所适合的年龄段为

A. 14 岁以下   B. 12 岁以下   C. 2~10 岁

D. 1~12 岁   E. 2~12 岁

9. 宝宝出生时身高 47cm,在整个幼儿期身高始终比一般孩子矮,请你告诉妈妈身高的异常数字为

A. 低于年龄 ×5 + 75(cm)   B. 低于正常 10% 以下

C. 低于正常 20% 以下   D. 低于正常 30% 以下

E. 低于正常 40% 以下

10. 宝宝出生体重 2.8kg,在整个幼儿期体重也始终比一般孩子轻。请你告诉妈妈,儿童体重正常的范围是

A. 体重 = 年龄 ×2 + 8(kg)   B. 同年龄体重 ±10%

C. 同年龄正常体重 ±15%   D. 同年龄体重 ±20%

E. 体重 = 年龄 ×2 + 7(kg)

11. 宝宝妈妈妊娠 40 天,今天来门诊例行检查。请你告诉她,母亲遇到不利因素时易造成胎儿先天畸形,最易发生的妊娠期是

A. 妊娠早期   B. 妊娠中期   C. 妊娠晚期

D. 分娩时   E. 妊娠中晚期

12. 宝宝 15 岁,面部出现痤疮,声音也发生改变。妈妈到门诊咨询,请你告诉她,青春期生长发育最大的特点是

A. 体格生长   B. 神经发育成熟

C. 内分泌调节稳定   D. 生殖系统迅速发育,并渐成熟

E. 以上都不是

13. 宝宝 1 周岁,出牙 4 颗,妈妈咨询有关牙齿发育问题。请你告诉她,乳牙出齐时间为

A. 1 岁   B. 1~1.5 岁   C. 1.5 岁

D. 1.5~2 岁   E. 2~2.5 岁

14. 宝宝身长 65cm,可独坐,会用手摇玩具,能认出熟人和陌生人,宝宝年龄可能是

A. 4 个月   B. 5 个月   C. 6 个月   D. 9 个月   E. 10 个月

15. 乳牙出齐 2 周岁,他的正常体重和身高应该是

    A. 12kg,85cm   B. 10kg,75cm   C. 9kg,75cm

    D. 15kg,80cm   E. 13kg,80cm

16. 宝宝体重 4kg,前囟 1.5cm×1.5cm,能微笑,头不能立,抱起喂奶时出现吸吮动作。宝宝年龄可能是

    A. 7~15 天   B. 10~20 天   C. 20~30 天

    D. 30~60 天   E. 60~90 天

A3/A4 型题

(17~23 题基于以下题干)

宝宝出生刚满 1 个月,今天到医院例行检查,你作为责任护士应给爸爸、妈妈详细介绍孩子生长发育中要观察的情况。

17. 宝宝抬头较稳的月龄是

    A. 3 个月   B. 2 个月   C. 4 个月

    D. 5 个月   E. 6 个月

18. 宝宝会坐的月龄是

    A. 5 个月   B. 7 个月   C. 10 个月

    D. 11 个月   E. 12 个月

19. 宝宝会爬的月龄是

    A. 5~6 个月   B. 6~7 个月   C. 8~9 个月

    D. 10~11 个月   E. 11~12 个月

20. 宝宝会用单手抓物的月龄是

    A. 5~6 个月   B. 8~9 个月   C. 10~11 个月

    D. 6~7 个月   E. 11~12 个月

21. 宝宝会用汤匙的月龄是

    A. 10~11 个月   B. 11~12 个月   C. 14~16 个月

    D. 16~17 个月   E. 12~15 个月

22. 宝宝会发"baba"、"mama"等语音的月龄是

    A. 7~8 个月   B. 4~5 个月   C. 10~11 个月

    D. 11~12 个月   E. 12~13 个月

23. 宝宝会有意识地叫"爸爸"、"妈妈"的月龄是

    A. 7~8 个月   B. 9~10 个月   C. 10~11 个月

    D. 11~12 个月   E. 12~13 个月

(臧伟红)

第三章　儿童保健

学习指导

【学习小结】

（一）儿童计划免疫

根据我国卫生部规定,儿童在 1 岁内必须完成乙肝疫苗、卡介苗、脊髓灰质炎减毒活疫苗、白百破混合制剂、麻疹疫苗的接种,将甲肝疫苗、流脑疫苗、乙脑疫苗、麻腮风疫苗纳入国家免疫规划,对适龄儿童进行常规接种;在重点地区对重点人群进行出血热疫苗接种;发生炭疽、钩端螺旋体病疫情或发生洪涝灾害可能导致钩端螺旋体病暴发流行时,对重点人群进行炭疽疫苗和钩端螺旋体疫苗应急接种。预防接种前应注意安排适当的接种环境,让受种者做好心理准备,准备好生物制品,严格查对制度,严格局部消毒及无菌操作。并注意预防接种指导,如 2 个月以上婴儿接种卡介苗前应做 PPD 试验,阴性才能接种;脊髓灰质炎疫苗冷开水送服,服后 1 小时内禁喝热饮;接种麻疹疫苗前 1 个月及接种后 2 周避免使用胎盘球蛋白、丙种球蛋白制剂。

预防接种禁忌证:①患自身免疫性疾病、恶性肿瘤、有免疫缺陷者。②患有活动性结核病、急性传染病,严重心、肝、肾疾病或慢性疾病急性发作者。③在接受免疫抑制治疗期间。④有明确过敏史者。⑤患严重湿疹及其他皮肤病者不予接种卡介苗。⑥发热患儿、1 周内每日腹泻达到 4 次的儿童禁服脊髓灰质炎疫苗糖丸。⑦儿童及家庭成员患癫痫、神经系统疾病、有抽搐史者禁用百日咳菌苗。⑧近 1 个月内曾注射过丙种球蛋白者不能接种活疫苗。

预防接种反应分为局部反应、全身反应和异常反应。局部反应时可用干净毛巾热敷;全身反应可对症处理,给予休息,多饮水。如局部红肿继续扩大,高热持续不退,应到医院诊治。异常反应有:①过敏性休克:应立刻让患儿平卧,头稍低,注意保暖,并立刻皮下或静脉注射 1:1000 肾上腺素 0.5~1ml,必要时可重复注射,同时给予吸氧。待病情稍稳定后,立刻转至医院抢救。②晕针:立即使患儿平卧,头稍低,保持安静,饮少量温开水或糖水,短时间内即可恢复正常。数分钟后不恢复正常者,可针刺人中穴,也可皮下注射肾上腺素。③过敏性皮疹:以荨麻疹最为多见,一般于接种后几小时至几天内出现,经服用抗组胺药物后即可痊愈。④全身感染:有严重原发性免疫系统缺陷或继发性免疫防御功能遭受破坏者,接种活菌(疫)苗后可扩散为全身感染,应积极抗感染处理。

（二）意外伤害的预防

我国的调查表明,意外伤害是我国儿童青少年死亡的第一位死因,预防意外是儿童保健工作中的一个重要部分。窒息是婴儿死亡的主要原因。呼吸道被堵窒息主要见于 3 个月以内婴儿,大多发生在严冬季节;异物吸入窒息多见于 6 个月以上婴幼儿,大多在玩耍时将小物品放入口中,当哭笑、惊恐而深吸气时,将异物吸入呼吸道。因此,在婴儿睡眠时注意观察有无口鼻被堵现象;母亲尽量不要躺着哺乳,防止乳房堵住婴儿口鼻,喂乳后应轻拍其背部,防止溢乳造成窒息;不给儿童玩体积小的玩具或物品;培养孩子良好的饮食习惯,细嚼慢咽,进餐时避免大哭、大笑等。儿童中毒大多发生在婴幼儿至学龄前期,是5岁以内儿童死亡的主要原因。常见外伤有骨折、关节脱位、烧伤、烫伤及电击伤等。幼儿会走后随时都有溺水危险,交通事故也是儿童意外死亡的重要原因。

(三) 儿童近视与弱视的防治

屈光不正包括近视、远视和散光三种类型。近视是指眼睛在调节放松时,平行光线通过眼的屈光系统屈折后,焦点落在视网膜之前的一种屈光状态。近年来许多证据表明环境和遗传因素共同参与了近视的发生。一般青少年开始多为假性近视,是由于用眼过度、调节紧张而引起的一种功能性近视,如果不及时进行解痉矫治,日久就发展成真性近视。因此,预防近视必须从小就开始:①提倡优生优育,减少遗传因素的影响。②注意用眼卫生,培养良好的用眼习惯,如看书写字时姿势端正,看书写字或看电视、用电脑时间不宜过长,教育儿童写字不宜过小、过淡、过密,更不要写斜字、草字,写字时间不要过长。③注意改善视觉环境,合理采光与照明。④加强眼保健操制度,定期检查视力。⑤增强体质,保证营养,注意生活规律。目前儿童近视尚无特别有效的治疗方法,原则是积极矫治和防止深度发展。儿童一般首选配镜治疗,基本不用手术治疗。假性近视常用放松疗法,如散瞳疗法、物视疗法、远眺法等。配镜后要坚持戴镜,掌握正确戴镜方法。每年至少检查视力1次,随着视力改变及时更换合适眼镜。儿童一般不主张戴角膜接触镜,因为角膜接触镜的戴、取都需要一定的技巧,且卫生要求较高,儿童不容易做到。

弱视是指眼球无器质性病变,而单眼或双眼远视力经矫正后仍不能达到正常者。一般矫正视力≤0.8,常伴有斜视、屈光参差或高度屈光不正等。它不仅使儿童视力低下,还使儿童缺少完善的立体视,从而影响儿童的高级视功能。弱视按所致原因分为斜视性弱视、屈光参差性弱视、屈光不正性弱视、形觉剥夺性弱视。在日常生活中如发现儿童凑得很近地看电视、看书,眯着眼睛、斜着眼睛或斜着头看东西,眼睛不能追随移动物体,对强烈光线没有眨眼反射等,需做眼部检查,主要有视力检查、眼位检查、验光检查。年龄越小治疗效果越好,配戴眼镜能帮助孩子形成正常视觉习惯,坚持戴用是治疗的关键环节,摘摘戴戴不仅会影响治疗效果,有时甚至会加重病情。配镜后要严格遮盖健眼,双眼弱视要交替遮盖,强迫弱视眼注视。由先天性白内障、眼睑下垂、部分斜视所致的弱视需要手术治疗。其他如后像疗法、红色滤光胶片疗法、光学药物压抑疗法、穿针穿珠训练等。若不早期及时治疗,也将可能发展成为终身视力低下,甚至终身盲症。家长应按医嘱定期到医院复诊,一般每月复诊1次。视力恢复正常后半年仍要求每月复查,防止弱视复发,以后逐步改为3个月、半年复诊1次,直到视力保持3年正常,弱视才算完全治愈。

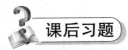 课后习题

A1 型题

1. 卡介苗初种月龄应是

A. 出生 ~ 2 个月　　　　B. 3 个月 ~ 4 个月　　　　C. 5 个月 ~ 6 个月

D. 7 个月 ~ 8 个月　　　　E. 9 个月 ~ 10 个月

2. 预防接种反应较为少见的是

A. 注射局部红肿　　　　B. 心慌出虚汗　　　　C. 过敏性休克

D. 病理性黄疸　　　　E. 体温升高

3. 世界卫生组织推荐4种预防接种疫苗,正确的是

A. 卡介苗、麻疹疫苗、百白破混合疫苗、脊髓灰质炎疫苗

B. 卡介苗、流感疫苗、百白破疫苗、脊髓灰质炎疫苗

C. 卡介苗、麻疹疫苗、伤寒疫苗、霍乱疫苗

D. 麻疹疫苗、流感疫苗、脊髓灰质炎疫苗、天花疫苗

E. 卡介苗、麻疹疫苗、风疹疫苗、脊髓灰质炎疫苗

4. 儿童中毒事故发生率最高的年龄是

A. 1岁以内　　　　B. 1~3岁　　　　C. 3~5岁

D. 5~7岁　　　　E. 7~10岁

5. 屈光不正不包括

A. 真性近视　　　　B. 假性近视　　　　C. 老视

D. 散光　　　　E. 远视

6. 眼的屈光系统不包括

A. 角膜　　　　B. 房水　　　　C. 晶状体

D. 视网膜　　　　E. 玻璃体

A2 型题

7. 宝宝6个月,来院进行最后一次乙肝疫苗接种时,询问麻疹疫苗初种年龄,正确的回答是

A. 8个月　　　　B. 10个月　　　　C. 1岁

D. 1.5岁　　　　E. 2岁

8. 宝宝2个月,已按时完成第一次白喉、百日咳、破伤风混合疫苗初种。护士告诉家长,白喉、百日咳、破伤风混合疫苗初种时需

A. 注射1次　　　　　　　　B. 每月1次,注射3次

C. 每周1次,注射3次　　　　D. 每周1次,注射2次

E. 每月1次,注射2次

9. 宝宝生后3天,已按时完成疫苗接种,体格检查正常,准备出院。家长询问第二次乙肝疫苗接种时间,护士正确的回答是

A. 1个月　　B. 2个月　　C. 3个月　　D. 4个月　　E. 5个月

10. 早产儿3个月,出生后因身体原因,未能接种卡介苗,家长带其补种卡介苗,正确的护理措施是

A. 立即接种　　　　　　　　B. 6个月后再接种

C. 与百日咳同时接种　　　　D. 结核菌素试验阴性再接种

E. 给予免疫球蛋白后再接种

11. 宝宝10岁,为预防流行性感冒,自愿接种流感疫苗。接种过程中出现头晕、心悸、面色苍白、出冷汗。查体:体温36.8℃,脉搏130次/分,呼吸25次/分,诊断为晕针。此时,护士应为患儿采取正确的卧位是

A. 头低足高位　　　　B. 头高足低位　　　　C. 侧卧位

D. 俯卧位　　　　E. 平卧位

12. 宝宝 4 岁,3 天前注射了丙种球蛋白,儿保门诊通知明天要进行预防接种,该儿童不能接种的疫苗是

    A. 乙脑疫苗   B. 流脑疫苗   C. 霍乱疫苗

    D. 百白破疫苗   E. 脊髓灰质炎疫苗

13. 宝宝 3 个月,接种百白破三联疫苗后,当天下午出现发热,测体温 38.5℃,伴烦躁哭闹。此时护士应采取的措施是

    A. 用湿毛巾冷敷   B. 给予氧气吸入

    C. 让婴儿休息,多饮水   D. 立即注射肾上腺素

    E. 服用抗组胺药物

14. 某儿保门诊通知所辖小学校要集中进行预防接种,接种前被告知其正确的做法是

    A. 接种时每人只需换注射器上针头

    B. 使用免疫抑制剂期间应加大剂量接种

    C. 有传染病接触史而未过检疫期者可接种

    D. 严重的心脏病及哮喘患儿应及时预防接种

    E. 注射丙种球蛋白 1 个月内不能接种活疫苗

15. 宝宝 4 岁,因在车内未系好安全带,突然刹车时头部受伤,急诊收住院。请你在该患儿出院时指导如何预防交通事故,正确告诫家长不要

    A. 让婴幼儿坐在汽车后座系好安全带

    B. 将婴儿抱在大人膝上

    C. 在幼儿园里教育儿童遵守交通规则

    D. 阻止儿童在街上追逐打闹

    E. 在幼儿外出活动时有成人监护

16. 宝宝 9 岁,自诉看东西不清楚来医院眼科门诊检查,医生告知为"近视"。近视与眼球状态有关的是

    A. 眼球轴过长   B. 眼球轴过短   C. 眼球凹陷

    D. 眼球突出   E. 与眼球状态无关系

17. 宝宝 8 岁,自诉这学期因看不清楚黑板上的字,而导致学习成绩急速下降。小明眼睛可能出现了

    A. 近视   B. 远视   C. 散光

    D. 青光眼   E. 先天性白内障

18. 宝宝 10 岁,因这学期看不清楚黑板上的字来医院眼科检查,并询问近视眼相关因素。请你告诉她,一般不会引起近视眼的因素是

    A. 长时间近距离地看书写字   B. 用眼环境光线过强或过弱

    C. 走路时或在晃动车厢里看书   D. 经常躺着看书

    E. 看电视时室内开一盏光小的电灯

19. 宝宝 5 岁,随父亲到医院眼科作健康检查,并咨询近视原因。与近视眼无关的因素是

    A. 用眼过度   B. 长时间看电脑   C. 经常眺望远处

    D. 写字过密过小   E. 喜欢躺着看书

20. 半个月前家长发现宝宝左眼看不清物体,医院检查结果是弱视。与弱视眼无关的因素是

A. 内斜视

B. 双眼屈光不正且参差较大

C. 近视 600 度以下的屈光不正

D. 散光 200 度以上且未戴过矫正眼镜

E. 因治疗眼病长时间遮盖一眼

21. 宝宝 5 岁,已诊断为弱视,医生建议配镜后要严格遮盖健眼。请你告诉儿童家长遮盖的重要性及注意事项,下列不妥的是

A. 双眼弱视要交替遮盖

B. 强迫弱视眼注视,如用红线穿针或穿珠子

C. 除睡眠、洗脸外,不要随便打开眼罩

D. 如在遮盖遭受讥笑,可改为在家时遮盖

E. 按时检查双眼视力,警惕健眼发生弱视

A3／A4 型题

(22～25 题基于以下题干)

宝宝 3 个月,体重 6kg,母乳喂养,出生后即接种了卡介苗和乙肝疫苗,2 个月时已初次口服脊髓灰质炎疫苗糖丸。

22. 该婴儿还应接种的疫苗是

A. 卡介苗复种　　　　B. 乙肝疫苗第二针　　　　C. 百白破三联疫苗

D. 乙型脑炎疫苗　　　E. 麻疹减毒活疫苗

23. 该疫苗不能接种的情况是

A. 先天性心脏病　　　B. 轻度营养不良　　　　C. 有支气管炎病史

D. 父亲患有癫痫　　　E. 面部有湿疹

24. 该疫苗接种的方法是

A. 皮内注射　　　　　B. 皮下注射　　　　　　C. 肌内注射

D. 静脉注射　　　　　E. 口服

25. 该疫苗初种时间是

A. 出生 2～3 天　　　B. 生后 1 个月　　　　　C. 生后 2 个月

D. 生后 3 个月　　　　E. 生后 8 个月

(26～27 题基于以下题干)

患儿 2 个月,因其母一觉醒来,发现女儿面色苍白、大汗淋漓、呼吸微弱,故急诊来院,医生诊断为"意外窒息",立即实施抢救。出院时请给予健康指导。

26. 婴儿意外窒息最常见的原因是

A. 哺乳时乳汁流速过快　　　　　　　　　B. 母亲搂着小婴儿同睡

C. 呼吸系统发育不良　　　　　　　　　　D. 婴儿落入水中

E. 婴儿包裹过严

27. 不是婴儿意外窒息预防措施的是

A. 睡眠时注意有无口鼻被堵

B. 母亲躺着哺乳时乳房不会堵住口鼻

C. 喂乳后轻拍婴儿背部,防止溢乳

D. 不给婴儿玩体积小的玩具或物品

E. 进餐时避免大哭、大笑

(28~30题基于以下题干)

家长听说高度近视眼的双亲家庭,其下一代近视发病率较高,故带 4 岁孩子到医院眼科作健康检查,并咨询如何预防近视。护士针对家长问题给予正确的回答是

28. 连续看书写字多长时间眼睛需要休息放松

A. 20 分钟　　　B. 40 分钟　　　C. 1 个小时　　　D. 2 个小时　　　E. 3 个小时

29. 过多食用会影响视力的食物是

A. 海带　　　　　　　B. 动物肝脏　　　　　　C. 糖果

D. 鸡蛋　　　　　　　E. 水果

30. 有关用眼卫生习惯,不符的是

A. 看书写字时姿势要端正

B. 眼与书本距离越大越好

C. 写字时手应离笔尖 3~3.5cm

D. 不要躺着或在吃饭、走路和乘车时看书

E. 看电视、用电脑时间不宜过长

（许　玲）

第四章 住院儿童的护理

一、实训指导

实训 4-1 婴儿口服给药

【目的及内容】

1. 掌握婴幼儿口服给药方法。
2. 熟悉口服给药的注意事项。
3. 在口服给药过程中关心和爱护儿童,动作轻柔、熟练、准确。

【实训地点】

医院儿科病房或护理实训室。

【实训前准备】

(一) 患儿准备

1. 按医嘱查对患儿床号、姓名、药名、剂量、浓度、用法、时间。
2. 了解患儿病情及治疗情况、口腔状况及吞咽能力、用药史及药物过敏史、心理状态及配合程度等。
3. 向患儿及家长解释药物应用目的、作用及操作过程中可能出现的不适。

(二) 护士准备

1. 洗手、戴口罩;研碎药片,可放少许糖浆水搅匀。
2. 用消毒液擦盘、台、车,按医嘱备齐药品及用物。

(三) 用物准备

治疗车、药杯、药品、药盘、治疗巾、医嘱卡片、研钵、搅棒(放于清洁冷开水杯中)、小毛巾、小水壶内盛温开水、糖浆等摆放整齐合理。

(四) 环境准备

室内清洁,光线充足,温湿度适宜。

【方法及步骤】

1. 将药车推入病房,床边核对床号、姓名、药名、剂量、浓度、用法、时间。
2. 取合适体位,将患儿头部抬高,头侧位,围上小毛巾。
3. 左手固定患儿前额,并轻捏其双颊,右手拿药杯或药匙,从口角顺口颊方向慢慢倒入药液,药杯或药匙在口角旁停留片刻,直至慢慢倒入药物。小婴儿可用滴管法或去掉针头的注射器给药。
4. 服药后喂服少许温开水或糖浆水,仍使患儿头侧位,待咽下后恢复正常体位。
5. 再次核对已在床边核对过的七项,观察服药后反应;整理用物,记录用药情况。

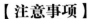

【注意事项】

1. 口服给药法是临床普遍使用的给药方法。年长儿童可用片剂或丸剂,应鼓励并教会自己服药。

2. 婴儿多用溶剂、滴剂,也可将药片捣碎,加糖水调匀。任何药不要混于奶中哺喂。

3. 婴儿完全平卧或哽咽时给药可致呛咳,应抱起婴儿或抬高其头部,面部稍偏向一侧,从婴儿口角处顺口颊方向慢慢倒入药液,可用拇指和示指轻捏双颊,使之吞咽,待药液咽下后,才将药匙拿开,以防患儿将药液吐出。

4. 婴儿喂药应在喂奶前或两次喂奶间进行,以免因服药时呕吐而将奶吐出误吸。若出现恶心应暂停,轻拍其背部,以防呛咳。

5. 注意观察用药反应,如有异常及时与医生联系,酌情处理。

【婴儿口服喂药考核标准】

项目	评分标准	分值	扣分标准	得分
准备质量标准(15)	护士:①衣帽整洁、举止端庄,语言柔和恰当,态度和蔼可亲;②洗手、戴口罩;研碎药片,可放少许糖浆水搅匀;③用消毒液擦盘、台、车	6	缺一项扣2分 不符部分酌情扣分	
	患儿:①按医嘱查对患儿床号、姓名、药名、剂量、浓度、用法、时间。②了解患儿病情、治疗情况、用药史、药物过敏史、心理状态、配合程度等。③向患儿及家长解释药物应用目的、作用及操作过程中可能出现的不适	6	缺一项扣2分 不符部分酌情扣分	
	用物:治疗车,药杯,药品,药盘,治疗巾,医嘱用药卡片,研钵,搅棒(放于清洁冷开水杯中),小毛巾,小水壶内盛温开水,糖浆等摆放整齐合理	3	缺一样扣0.3分	
	将药车推入病房,床边核对床号、姓名、药名、剂量、浓度、用法、时间	10	核对七项,缺一项扣1分	
操作质量标准(75)	取合适体位,将患儿头部抬高,头侧位,围上小毛巾	15	缺一项扣5分 不符部分,按每项5分酌情扣分	
	左手固定患儿前额并轻捏其双颊,右手拿药杯从口角顺口颊方向慢慢倒入药液,药杯在口角旁停留片刻,待药液咽下后,才将药匙拿开	30	缺一项扣5分 不符部分,按每项5分酌情扣分	
	喂服少许温开水或糖浆水,仍使患儿头侧位	10	不符部分,按10分项目酌情扣分	
	再次核对床边核对过的七项;观察用药反应;整理用物	10	不符部分,按10分项目酌情扣分	
评价质量标准(10)	操作规范、熟练	3	生疏扣2分 有停顿扣1分	
	语言流利,指导正确	2	交代不清扣1分	
	关心患儿,工作态度认真	2	不认真扣1分	
	所需时间5分钟	3	超过1分钟扣1分	

考核方法:操作、口述

实训 4-2 温箱使用法

【目的及内容】

1. 掌握温箱使用方法。

2. 熟悉实训前准备、出箱条件及注意事项。

3. 了解温箱使用的目的和适应证。

4. 在温箱使用操作中,关心和爱护患儿,动作要轻柔、熟练、准确。

【实训地点】

新生儿病房或护理实训室。

【实训前准备】

(一) 患儿准备

1. 评估患儿胎龄、日龄、分娩方式、出生体重、Apgar 评分结果与生命体征等,了解患儿身体状况,有无低体温、硬肿、缺氧等情况。

2. 给患儿换好尿布、穿好单衣后,先用被子包好待入温箱。

(二) 护士准备

1. 向家长解释使用温箱的目的,了解家长的合作程度。

2. 操作前剪好指甲、洗手、佩戴手表、戴口罩。

(三) 温箱准备

1. 检查温箱性能完好,用前清洁消毒,在湿化器水槽内加蒸馏水。

2. 接通电源,将温度调至 28～32℃。通电预热约 2 小时能升到所需温度,此时红、绿灯交替闪亮。

(四) 环境准备

1. 调节室温在 22～26℃,以减少辐射热的损失。

2. 避免将温箱放置在阳光直射、有对流风或取暖设备附近,以免影响箱内温度控制。

【方法及步骤】

1. 核对患儿姓名、床号或腕带信息及医嘱。根据患儿体重及出生日龄调节适中温度。

2. 铺好箱内婴儿床,打开患儿包被,将穿单衣、裹尿布的患儿放置温箱内,记录入箱时间。

3. 密切观察患儿面色、呼吸、心率及病情变化,并做好记录。

4. 记录箱温和患儿体温,并做好温箱使用情况交接班。

5. 出温箱条件 ①患儿体重达 2000g 或以上,体温正常。②在不加热的温箱内,室温维持在 24～26℃时,患儿能保持正常体温。③患儿在温箱内生活了 1 个月以上,体重虽不到 2000g,但一般情况良好。

6. 告知家长患儿情况已稳定可出箱,将患儿抱回病床。切断电源,整理用物,对温箱进行终末清洁消毒处理,洗手,记录。

【注意事项】

1. 定时测量体温　在患儿体温未升至正常之前应每30～60分钟监测1次,升至正常后可每1～4小时测1次,保持腋窝温度在36.5～37.5℃。

2. 尽量集中箱内护理操作　如喂乳、换尿布、清洁皮肤、观察病情及检查等一切护理操作应尽量在箱内集中进行,动作要轻柔、熟练、准确,尽量少打开箱门,以免箱内温度波动,若保温不好,可加盖被;若确因需要暂出温箱治疗检查,应注意在保暖措施下进行,避免患儿受凉。

3. 保持箱内温度稳定　根据患儿体温调节箱温,并维持相对湿度。严禁骤然提高温箱温度,以免患儿体温上升造成不良后果。注意记录箱温和患儿体温,并做好温箱使用情况交接班。

4. 保持温箱清洁　使用期间每天用消毒液擦拭温箱内外,然后用清水再擦拭一遍;每周更换温箱1次,用过的温箱除用消毒液擦拭外,再用紫外线照射;定期细菌培养,以检查清洁消毒质量。湿化器水箱用水每天更换1次;机箱下面的空气净化垫每月清洗1次。

5. 观察使用效果　严格执行操作规程,定期检查有无故障,保证绝对安全。使用中随时观察使用效果,如温箱发出报警信号,应及时查找原因,妥善处理。

【温箱使用考核标准】

项目	评分标准	分值	扣分标准	得分
准备质量标准（15）	护士:①解释使用温箱的目的。②语言流畅、态度温和、举止端庄、动作敏捷。③衣帽整齐,着装符合要求,头发前不过眉,后不过肩。④戴口罩,佩戴手表。⑤应修剪指甲、洗手(六步洗手法)	5	缺一项扣1分 不符部分酌情扣分	
	患儿:①评估患儿胎龄、日龄、出生体重、生命体征,了解患儿的身体状况。②换好尿布、穿好单衣,用被子包好待入温箱	5	第一项缺扣3分 第二项缺扣2分 项目不符酌情扣分	
	用物:①检查温箱、接通电源。②调节箱温、室温。③保持安静,避免阳光直射温箱,避开热源及冷空气对流处。④加蒸馏水、快速手消毒液。⑤衣被清洁、用物摆放合理	5	缺一项扣1分 不符部分酌情扣分	
操作质量标准（75）	1. 床边核对患儿信息及医嘱。根据体重及日龄调节适中温度	10	全缺项扣10分。不符部分酌情扣分	
	2. 铺好箱内婴儿床,打开患儿包被,将穿单衣、裹尿布的患儿放置温箱内,记录入箱时间	10	全缺项扣10分 不符部分酌情扣分	
	3. 观察患儿面色、呼吸、心率及病情变化,并做好记录	15	全缺项扣10分 不符部分酌情扣分	
	4. 监测体温,调节温箱温度,做好温箱使用情况的交接班	20	全缺项扣10分 不符部分酌情扣分	
	5. 患儿符合出温箱标准,遵医嘱出温箱,穿好衣物,切断电源,温箱终末消毒	20	不符部分按20分项目酌情扣分	

续表

项目	评分标准	分值	扣分标准	得分
评价质量标准（10）	操作规范、熟练	3	生疏扣2分 有停顿扣1分	
	语言流利，指导正确	2	交代不清扣1分	
	关心患儿，工作态度认真	2	不认真扣1分	
	所需时间5分钟	3	超1分钟扣1分	

考核方法：操作、口述

实训 4-3　光照疗法

【目的及内容】

1. 掌握蓝光箱使用方法。
2. 熟悉实训前准备及注意事项。
3. 了解温箱使用的目的和指征。
4. 在蓝光照射的操作过程中，关心和爱护患儿，动作要轻柔、熟练、准确。

【实训地点】

新生儿病房或护理实训室。

【实训前准备】

（一）患儿准备

1. 评估患儿胎龄、分娩方式、Apgar评分结果，患儿日龄、体重、生命体征、精神状况、吸吮能力、皮肤黄染范围和程度等。
2. 清洁患儿皮肤，禁忌在皮肤上涂粉和油类；剪短指甲，防止抓破皮肤。
3. 测量患儿体温，必要时测体重，取血检测血清胆红素水平。

（二）护士准备

1. 告知家长应用蓝光箱治疗的必要性，了解家长的合作程度。
2. 操作前洗手、戴墨镜。

（三）用物准备

1. 光疗箱准备　光疗箱放置在干净、温湿度变化较小、无阳光直射的场所，操作前清洁并检查光疗箱，在箱内湿化器水箱内加水至2/3满，接通电源，并使箱温升至患儿适中温度（30～32℃）。

2. 其他物品准备　患儿护眼罩用墨纸或胶片剪成眼镜状；其他如长条尿布、尿布带、胶布、工作人员用的墨镜等。

【方法及步骤】

1. 核对患儿姓名、床号或腕带信息及医嘱。
2. 将患儿全身裸露，用尿布遮盖会阴部，男婴注意保护阴囊，让患儿佩戴护眼罩，抱入已预热好的光疗箱中，记录入箱时间。

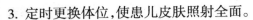

3. 定时更换体位,使患儿皮肤照射全面。

4. 监测体温和箱温,严密观察病情及光照副作用。

5. 出箱前先将衣物预热,关蓝光开关,切断电源,除去患儿护眼罩,穿好衣服,抱回病床。

6. 做好各项记录,如生命体征情况、黄疸程度变化、出箱时间等。

7. 光疗结束后整理用物,倒尽湿化器水箱内水。做好整机清洗、消毒工作,有机玻璃制品用 0.1% 苯扎溴铵擦洗消毒,忌用乙醇擦洗。

【注意事项】

1. 监测体温和箱温　光疗时应每 2 ~ 4 小时测体温 1 次,或根据病情、体温情况随时测量,使体温保持在 36 ~ 37℃。根据体温调节箱温,如体温超过 37.8℃或低于 35℃,要暂停光疗,经处理待体温恢复正常后再继续治疗。

2. 尽量使患儿皮肤均匀受光、广泛照射　照射时可以仰卧、侧卧、俯卧交替更换。若使用单面光疗箱一般每 2 小时更换体位 1 次,俯卧照射时要有专人巡视,以免口鼻受压而影响呼吸。

3. 注意光照时卫生防护　为患儿进行检查、治疗、护理时戴墨镜,及时清除患儿呕吐物、汗水、大小便,保持蓝光箱玻璃的透明度。

4. 观察光照副作用　光照时可出现轻度腹泻、排深绿色多泡沫稀便、深黄色小便、一过性皮疹等副作用,可随病情好转而消失。

5. 严密观察病情　注意患儿精神、反应、呼吸、脉搏及黄疸程度变化,以及大小便颜色与性状;观察有无烦躁、惊厥、嗜睡、发热、腹胀、呕吐等;检查皮肤有无发红、干燥、皮疹等。若有异常及时与医生联系,并严格交接班。

6. 监测血清胆红素变化　一般光照 12 ~ 24 小时才能使血清胆红素下降,血清胆红素 < 171 μ mol/L(10mg/dl) 时可停止光疗。光疗总时间按医嘱执行。

7. 保证水分及营养供给　按医嘱静脉输液,按需喂乳,在喂乳间喂水,记录出入量。

【光照疗法考核标准】

项目	评分标准	分值	扣分标准	得分
准备质量标准(15)	护士:①解释使用光照疗法的目的。②语言流畅、态度温和、举止端庄、动作敏捷。③衣帽整齐,着装符合要求,头发前不过眉,后不过肩。④操作前洗手(六步洗手法),戴墨镜	5	缺第一项扣 2 分 其他缺一项扣 1 分 不符部分酌情扣分	
	患儿:①评估患儿胎龄、日龄、出生体重、生命体征。②测量体温,评估皮肤黄染范围和程度。③清洁患儿皮肤,剪短指甲	5	缺第一、二项扣 2 分 缺第三项扣 1 分 项目不符酌情扣分	
	用物:①检查光疗箱、接通电源。②调节箱温、室温湿度,避免阳光直射光疗箱。③水箱内加蒸馏水、快速手消毒液。④护眼罩、尿布、工作人员用的墨镜等摆放整齐	5	缺一项扣 1 分 不符部分酌情扣分	

续表

项目	评分标准	分值	扣分标准	得分
操作质量标准（75）	1. 床边核对患儿信息及医嘱	10	全缺项扣10分 不符部分酌情扣分	
	2. 将患儿全身裸露，用尿布遮盖会阴部，男婴注意保护阴囊，佩戴护眼罩。抱入已预热好的光疗箱中，记录入箱时间	10	全缺项扣10分 不符部分按10分项目酌情扣分	
	3. 尽量使患儿皮肤均匀受光、广泛照射，单面光疗箱可仰卧、侧卧、俯卧交替更换体位	15	全缺项扣15分 不符部分按15分项目酌情扣分	
	4. 监测体温和箱温，严密观察病情变化及光照副作用，做好交接班	15	全缺项扣15分 不符部分按15分项目酌情扣分	
	5. 遵医嘱出光疗箱，切断电源，除去患儿护眼罩，给患儿穿好衣服，抱回病床	15	全缺项扣15分 不符部分按15分项目酌情扣分	
	6. 做好各项记录，整理用物，进行整机清洗消毒	10	全缺项扣10分 不符部分按10分项目酌情扣分	
评价质量标准（10）	操作规范、熟练	3	生疏扣2分 有停顿扣1分	
	语言流利，指导正确	2	交代不清扣1分	
	关心患儿，工作态度认真	2	不认真扣1分	
	所需时间5分钟	3	每超过1分钟扣1分	

考核方法：操作、口述

二、学习指导

【学习小结】

（一）儿童健康评估

儿童健康评估包括健康史采集、身体状况评估、生长发育评估、神经心理发育评估、家庭结构评估和家庭功能评估。健康史采集内容包括：一般情况、主诉、现病史、既往史、家族史、心理－社会状况等。采集时最常用的方法是交谈、观察，应注意通过与患儿及家长、照顾者交谈，了解患儿健康状况及生活习惯与特点等。病情危重时应边抢救边询问主要病史，详细询问可在病情稳定后进行。身体状况评估包括一般状况检查、一般测量、身体各部位检查及神经系统检查。生命体征测量包括体温、脉搏、呼吸、血压；生长发育指标测量包括体重、身高以及头围、胸围等。测量体重应注意在晨起空腹、排尿排便后或进食后2小时测量为佳。如需每日测量体重，最好固定在同一时间、同一磅秤进行。儿童体格检查顺序可根据患儿当时情况灵活掌握。如检查小婴儿时，可先听诊心肺，后检查咽部；幼儿可先检查四肢后再检查其他部位，疼痛部位也应放在最后检查。对急症或危重抢救病例，应先重点检查生命体征或与疾病有关部位,全面体检最好在病情稍稳定后进行,也可边抢救边检查。生长发育评价的内容包括体格发育水平、生长速度及身体匀称程度等三个方面,常采用均值离差法(标准差法)、百分位法、生长曲线评价法、指数法进行评价。儿童神经心理发育水平表现在感知、运动、言语和心理过程等各种能力及性格方面,对这些能力和特征的检查称为心理测验,目前国内外采用的心理测验方法,主要包括筛查性测验和诊断性测验两类。家庭评估包括家庭结构评估和家庭功能评估,是儿童健康评估的重要组成部分。

(二)儿童用药护理

许多药物可通过胎盘进入胎儿体内,孕母用药对胎儿有很大的影响。新生儿肝肾功能发育不完善,肝酶系统发育不成熟,对药物代谢及解毒功能较差。婴幼儿神经系统发育尚未完善,有些药物易透过血脑屏障到达中枢神经系统。婴儿口服给药多用溶剂、滴剂,用药时不要混于奶中哺喂,应在喂奶前或两次喂奶间进行,以免因服药时吐奶误吸。喂药时若出现恶心应暂停,轻拍其背部,以防呛咳。注射给药法多用于急症、重症患儿及呕吐等不宜口服药物的患儿。肌内注射一般选择臀大肌外上方,可采取进针、注药、拔针"三快"特殊注射技术,但注射次数过多易损害臀肌,应引起重视并尽量避免。静脉推注多用于抢救,注射时要注意药物浓度、速度、配伍禁忌等,推注速度要慢,并密切观察,勿使药液外渗。静脉滴注不仅用于给药,还可补充水分及营养,供给热量等,需根据患儿年龄、病情调控滴速,保持静脉通畅。目前临床应用广泛的最基本的药物剂量计算方法是按体重计算,其计算公式为:每日(次)需用量 = 每日(次)每千克体重所需药量 × 患儿体重(kg)。在配制注射用药前,须准确、熟练地将医嘱上药量换算为抽取注射用药量。

(三)儿童常用护理技术

温箱使用法适用于出生体重在2000g以下、低体温、硬肿症、早产儿或重症感染的新生儿。患儿入箱前需认真评估患儿胎龄、日龄、分娩方式、出生体重、Apgar评分结果及生命体征等,了解有无低体温、硬肿、缺氧等情况,并根据患儿体重及出生日龄调节温箱适中温度。入箱后要定时测量体温,在患儿体温未升至正常之前应每30~60分钟监测1次,正常后可每1~4小时测1次,保持腋温在36.5~37.5℃。尽量集中箱内护理操作,保持箱内温度稳定。密切观察患儿面色、呼吸、心率及病情变化,记录箱温、患儿体温等情况,并做好温箱使用情况交接班。出温箱条件:患儿体重达2000g或以上,体温正常;在不加热的温箱内,室温维持在24~26℃时,患儿能保持正常体温;患儿在温箱内生活了1个月以上,体重虽不到2000g,但一般情况良好。

光照疗法适用于间接胆红素增高的新生儿。通过蓝光照射使血中的脂溶性未结合胆红素氧化分解为水溶性异构体,易于随胆汁、尿液排出体外。入箱前需认真评估患儿胎龄、分娩方式、Apgar评分结果,以及患儿日龄、体重、生命体征、精神状况、吸吮能力、皮肤黄染范围和程度等,维持室内温度为24~26℃,相对湿度为55%~65%,箱温升至适中温度(30~32℃)。入箱时将患儿全身裸露、佩戴护眼罩,用尿布遮盖会阴部,男婴注意保护阴囊。入箱后注意监测体温和箱温,保持患儿体温在36~37℃,尽量使患儿皮肤均匀受光、广泛照射。注意患儿精神、反应、呼吸、脉搏及黄疸程度变化,以及大小便颜色与性状;观察有无烦躁、惊厥、嗜睡、发热、腹胀、呕吐等;检查皮肤有无发红、干燥、皮疹等。保证水分及营养供给,监测血清胆红素变化,光疗总时间按医嘱执行。

课后习题

A1 型题

1. 健康史采集内容,不包括

A. 一般情况

B. 主诉

C. 现病史

D. 家庭人员工作情况

E. 心理 – 社会状况

2. 采集健康史最常用的方法是

A. 交谈、观察

B. 生长发育指标测量

C. 体格检查

D. 辅助检查

E. 心理测试

3. 婴儿神经系统和呼吸中枢发育尚不成熟,使用镇静止惊药时,不宜选择

A. 地西泮(安定)

B. 吗啡

C. 苯巴比妥

D. 异丙嗪

E. 氯丙嗪

4. 可以按年龄推算药量的是

A. 止咳药

B. 抗生素

C. 化疗药

D. 镇静止惊药

E. 肾上腺皮质激素

5. 儿童用药正确的是

A. 可多次大量应用退热药

B. 咳嗽患儿应用镇咳药

C. 巴比妥类药物用量相对较大

D. 腹泻时尽早应用止泻药

E. 便秘患儿可应用泻药

6. 新生儿需使用温箱的情况,不包括

A. 早产儿

B. 体重 < 2000g 的足月儿

C. 巨大儿

D. 硬肿症患儿

E. 体温不升的新生儿

7. 使用温箱时错误的是

A. 使用期间每周擦拭温箱 1 次

B. 使用期间每周更换温箱 1 次

C. 保持箱内温度稳定,严禁骤然提高温箱温度

D. 湿化器水箱用水应每日更换 1 次

E. 机箱下面的空气净化垫每月清洗 1 次

8. 蓝光疗法适应证为

A. 新生儿硬肿症   B. 新生儿破伤风   C. 新生儿颅内出血

D. 新生儿败血症   E. 新生儿高胆红素血症

A2 型题

9. 患儿 6 岁,因"急性肾炎"住院。护士在采集健康史时告诉实习生,应通过与患儿及

家长交谈了解患儿健康状况,但错误的是

    A. 交谈前应明确谈话目的,拟定所需资料项目

    B. 交谈中应注意倾听,避免暗示

    C. 交谈时要考虑患儿理解程度及语言表达能力

    D. 与家长交谈要考虑他们对患儿住院的心理反应

    E. 病情越重越要及时详细询问病史

10. 宝宝7个月,定期到保健门诊进行生长发育监测,体检护士告诉家长:正确评价生长发育状况,能及时给予科学的指导和干预,但错误的是

    A. 定期体检是生长速度评价的关键

    B. 体检间隔时间可以长短不限

    C. 均值离差法不能对生长动态进行评价

    D. 百分位评估法是近年来世界上常用方法

    E. 生长曲线法评价生长速度最简单、直观

11. 患儿2岁,因抽搐待查入院,需密切观察生命体征。生命体征测量不包括

    A. 体温   B. 脉搏   C. 呼吸   D. 血压   E. 体重

12. 宝宝7岁,入学后在学校集体体检,测量该儿童身高,正确的是

    A. 脱去衣服及鞋帽   B. 站立于立位测量器上

    C. 足跟分开,足尖靠拢   D. 推板与量杆呈60°角

    E. 足跟和头部靠在测量杆上

13. 患儿6岁,因"支气管肺炎"住院,医生在采集健康史时询问患儿个人情况。个人史不包括

    A. 出生史   B. 喂养史   C. 生长发育史

    D. 预防接种史   E. 传染病病史

14. 某医院儿科医生在给儿童做体格检查时,告诉实习学生,检查顺序可根据患儿当时情况灵活掌握,不正确的是

    A. 小婴儿可先检查咽部,后听诊心肺

    B. 幼儿可先检查四肢,再检查其他部位

    C. 疼痛部位应放在最后检查

    D. 重症者可边抢救边检查

    E. 病情稍稳定后再做全面体检

15. 患儿6个月,因上呼吸道感染需口服用药。儿童用药剂量计算方法最主要是根据

    A. 体重   B. 年龄   C. 成人剂量

    D. 体表面积   E. 身长

16. 患儿4个月,因腹泻需口服用药,不妥的是

    A. 小婴儿给药可采取平卧位,头偏向一侧

    B. 用小药匙喂药,可将药片捣碎,加糖水调匀

    C. 患儿拒绝服药时可以暂缓给药

    D. 可以用奶瓶给小婴儿喂药

    E. 药物可以和一些食物混合喂药

17. 患儿 8 个月,因咳嗽需口服止咳药,正确的方法是

A. 可将止咳糖浆混于奶中喂服

B. 喂服止咳糖浆后多喂水

C. 最后喂服止咳糖浆,不能喂水

D. 在患儿正咳嗽时喂药效果好

E. 可在吃奶后喂药并多喂水

18. 患儿 5 个月,因支气管炎需肌内注射用药,正确的是

A. 进针快,推药快,拔针快

B. 进针快,推药快,拔针慢

C. 进针快,推药慢,拔针慢

D. 进针慢,推药快,拔针慢

E. 进针慢,推药慢,拔针快

19. 患儿 1 岁,因肺炎合并心力衰竭注射呋塞米,其规格为每支 20mg/2ml,若注射剂量为 12mg,应抽取注射量

A. 0.4ml   B. 0.6ml   C. 0.8ml   D. 1.0ml   E. 1.2ml

20. 患儿 2 岁,因化脓性脑膜炎住院,按医嘱应用头孢拉定 0.2g 静脉滴注,头孢拉定规格为每支 0.5g,用生理盐水 2ml 溶解,抽取药液量为

A. 0.4ml   B. 0.6ml   C. 0.8ml   D. 1.0ml   E. 1.2ml

21. 早产儿,生后 2 小时,因体温不升使用温箱。正确的使用方法是

A. 尽量不在箱内进行护理操作

B. 体温恢复正常前每 2 小时测体温 1 次

C. 保持体温在 32 ~ 36℃

D. 维持箱内湿度为 50% ~ 55%

E. 密切观察患儿面色、呼吸、心率及病情变化

22. 早产儿,胎龄 32 周,出生体重 1600g,现在温箱内一般情况良好,体重已 1900g,家长咨询能否出温箱,护士回答该早产儿可出温箱的条件是

A. 体重不到 2000g,但呼吸平稳

B. 体重不到 2000g,但食欲很好

C. 体重不到 2000g,但在温箱内体温正常

D. 温箱不加热、室温在 28 ~ 32℃时能保持正常体温

E. 体重不到 2000g,但在箱内 1 个月以上,一般情况良好

23. 早产儿,胎龄 32 周,出生体重 1800g,测体温 34℃,开始使用温箱后测体温时间是

A. 20 ~ 30 分钟   B. 0.5 ~ 1 小时   C. 1 ~ 2 小时

D. 2 ~ 3 小时   E. 3 ~ 4 小时

24. 患儿生后 5 天,反应差,下肢外侧出现硬肿,测体温 33℃,放置温箱的温度应调节预热到

A. 22 ~ 24℃   B. 24 ~ 26℃   C. 26 ~ 28℃

D. 28 ~ 32℃   E. 32 ~ 35℃

25. 患儿 1 个月,因皮肤黄染使用蓝光箱,箱内温度应保持在

A. 22 ~ 24℃   B. 24 ~ 26℃   C. 26 ~ 28℃

D. 28 ~ 30℃   E. 30 ~ 32℃

26. 患儿 2 个月,因皮肤黄染需使用蓝光箱。首先做好蓝光照射前准备,正确的是

A. 用红眼罩遮盖双眼   B. 用尿布遮住腹部

C. 照射前不要沐浴或擦身   D. 测量体温、体重

E. 在皮肤上涂油保护

27. 某医院新生儿室护士在给患儿进行蓝光照射前,清洁蓝光箱,更换蓝光灯管。蓝光灯管使用至光减弱 20% 的时间,以及应换新灯管的时间是

A. 350 小时,900 小时   B. 300 小时,1000 小时

C. 250 小时,900 小时   D. 200 小时,600 小时

E. 100 小时,300 小时

28. 患儿生后 8 小时,因高胆红素血症需用蓝光照射,照射过程中灯管离患儿皮肤距离为

A. 10 ~ 20cm   B. 22 ~ 32cm   C. 33 ~ 50cm

D. 55 ~ 60cm   E. 60 ~ 65cm

A3/A4 型题

(29 ~ 31 题基于以下题干)

宝宝 6 个月,足月顺产,母乳喂养。今天到保健门诊进行生长发育测量。

29. 生长发育测量不包括

A. 体重   B. 身高   C. 血压   D. 头围   E. 胸围

30. 护士告诉家长测量婴儿体重,不妥的是

A. 在晨起空腹、排尿排便后测量

B. 可在进食后 1 小时测量

C. 可先穿衣测量,然后减去衣物重量

D. 每天测量最好固定在同一时间、同一磅秤

E. 可用盘式体重秤测量

31. 护士告诉家长测量婴儿身长,错误的是

A. 先铺清洁布在测量床上   B. 脱去帽子和鞋袜

C. 头顶轻贴测量板顶端   D. 滑动板与身体长轴呈 90°

E. 固定双踝关节,推滑板至足尖部

(32 ~ 33 题基于以下题干)

某药物成人剂量为每日 2g,儿童剂量为 40mg/(kg·d),该患儿体重为 15kg。

32. 按体重计算,用药剂量为

A. 每日 300mg   B. 每日 400mg   C. 每日 500mg

D. 每日 600mg   E. 每日 700mg

33. 按成人剂量折算,用药剂量为

A. 每日 500mg   B. 每日 600mg   C. 每日 700mg

D. 每日 800mg   E. 每日 900mg

(34 ~ 36 题基于以下题干)

早产儿生后 4 小时,因体温不升、下肢外侧出现硬肿,需要使用温箱。在患儿入箱前应做好准备工作。

34. 患儿需要做好准备,不妥的是

A. 评估患儿胎龄、日龄、分娩方式

B. 评估患儿出生体重、Apgar 评分结果

C. 评估所测量的生命体征

D. 了解有无低体温、硬肿、缺氧等情况

E. 给患儿换好尿布、穿好单衣后等待入温箱

35. 温箱需要做好准备,错误的是

A. 用前清洁消毒,在湿化器水槽内加蒸馏水

B. 接通电源,将温度调至 35～37℃

C. 通电预热约 2 小时能升到所需温度

D. 调节室温在 22～26℃,以减少辐射热的损失

E. 避免将温箱放置在阳光直射、有对流风或取暖设备附近

36. 入箱操作步骤,错误的是

A. 核对患儿姓名、床号或腕带信息　　　　　B. 注意核对医嘱

C. 根据患儿体温及日龄调节适中温度　　　　D. 铺好箱内婴儿床

E. 记录入箱时间

(37～40 题基于以下题干)

患儿生后 7 天,因严重黄疸就诊。体检:体温 36℃,体重 2500g,脐部有脓性分泌物,拟诊为新生儿败血症。按医嘱给抗生素及蓝光照射治疗。

37. 在蓝光照射用物准备的物品中,应除外

A. 护眼罩　　B. 尿布　　　C. 蓝光箱　　D. 记录单　　E. 爽身粉

38. 在蓝光箱中对患儿进行护理操作,正确的是

A. 灯管与患儿距离为 55cm

B. 调节箱温至 26～28℃

C. 体温在 37.5℃时可暂停光疗

D. 戴上护眼罩,系好尿布

E. 在箱内需穿棉布衣服

39. 在蓝光照射过程中,下列操作不妥的是

A. 严密观察病情,若有异常及时与医生联系

B. 按医嘱静脉输液,保证水分及营养供给

C. 观察光照时出现的副作用

D. 单面光疗箱一般每小时更换体位 1 次

E. 检查、治疗、护理患儿时戴墨镜

40. 患儿在光疗过程中最可能出现的反应是

A. 呕吐　　B. 腹泻　　　C. 抽搐　　D. 体重下降　　E. 体温下降

(许　玲)

28

第五章 新生儿及新生儿疾病的护理

一、实训指导

实训 5-1 新生儿败血症患儿的护理

【目的及内容】

1. 掌握新生儿败血症患儿的护理评估及护理措施。
2. 在临床见习中表现出认真、负责的态度,对患儿同情、爱护和关心。

【实训前准备】

1. 联系见习医院,与患儿家长沟通并做好准备。
2. 准备新生儿败血症多媒体资料(录像、VCD 或课件)、临床病例。
3. 学生应准备护士服、帽子、口罩、听诊器等。

【方法及要求】

(一) 临床见习(医院新生儿重症监护病房)

1. 集中由带教老师讲述后分组,每 4~6 人为一组,在学校老师和医院带教老师指导下对新生儿败血症患儿进行护理评估。

2. 各小组将收集到的新生儿败血症患儿资料整理后讨论,并做出护理诊断,制订护理计划。

3. 每位学生写出实践报告,交老师批阅。

(二) 观看录像或临床实例分析(护理模拟示教室)

若无条件去医院病房见习,可组织学生在护理模拟示教室观看"新生儿败血症"录像,讨论病例。

患儿 11 天,足月顺产,因"吃奶少、精神差 2 天",拟诊为"新生儿败血症"入院。

体格检查:体温 37.7℃,呼吸 45 次/分,脉搏 130 次/分,体重 3.6kg,全身皮肤黄染,前囟平坦,心肺(-)。脐部残端有脓性分泌物,肝肋下 3cm,脾肋下 1cm,质软。

辅助检查:血白细胞 $28 \times 10^9/L$,中性粒细胞 0.83,淋巴细胞 0.17。血培养:金黄色葡萄球菌阳性。

思考题:

(1) 根据临床资料提出护理问题。

(2) 制订相应的护理措施。

【课后自我评价与反思】

通过对新生儿败血症患儿的护理评估,制订护理措施,完成实训报告。并在实训报告中谈谈参加本次实训体会。

二、学习指导

【学习小结】

（一）新生儿特点

新生儿是指从出生时脐带结扎到生后满 28 天的婴儿，围生期是指从妊娠 28 周至生后 1 周的时间。胎龄满 37 周至未满 42 周的为足月儿，胎龄 < 37 周的为早产儿，胎龄 ≥ 42 周的为过期产儿。体重 2500 ~ 4000g 为正常出生体重儿，出生体重 < 2500g 为低出生体重儿，< 1500g 为极低出生体重儿，< 1000g 为超低出生体重儿，> 4000g 为巨大儿。出生体重在同胎龄儿平均出生体重的第 10 ~ 90 百分位之间者称为适于胎龄儿，在第 10 百分位数以下者为小于胎龄儿，在第 90 百分位数以上者为大于胎龄儿。

正常足月新生儿是指胎龄在 37 ~ 42 周，出生体重在 2500 ~ 4000g，身长在 47cm 以上（平均 50cm），无任何畸形或疾病的活产婴儿。新生儿安静时呼吸每分钟约 40 ~ 45 次，心率通常为 120 ~ 140 次 / 分。一般生后 12 小时内排出胎粪，约 2 ~ 3 天排完，如果生后 24 小时未见胎粪排出，应检查是否有肛门闭锁及其他消化道畸形。一般于生后 24 小时内排尿，如生后 48 小时无尿，需检查原因。生后 1 周易发生新生儿出血症，故生后应常规注射维生素 K_1。新生儿应处于中性温度环境中。由于 IgG 可通过胎盘，新生儿对一些传染病如麻疹有免疫力而不易感染。新生儿有生理性体重下降、生理性黄疸、"马牙"和"螳螂嘴"、乳腺肿大及假月经等几种常见的特殊生理状态。生理性体重下降一般不超过出生体重的 10%（早产儿可达 15% ~ 20%），7 ~ 10 天左右即恢复到出生体重，早产儿体重恢复较慢。足月儿生理性黄疸约 5 ~ 7 天消退，最迟不超过 2 月；早产儿 7 ~ 9 天消退，最长可延迟到 4 周。新生儿室一般要求室温为 22 ~ 24℃，相对湿度在 55% ~ 65%。脐带脱落前保持局部清洁和干燥，每天用酒精或碘伏擦拭脐带残端和脐窝部。脐带脱落后，如有严重渗血，应局部消毒并重新结扎；有脓性分泌物者，可用 3% 过氧化氢溶液清洗后再涂抹碘酊；有肉芽形成者，可用 5% ~ 10% 硝酸银溶液点灼局部。

（二）新生儿疾病的护理

新生儿呼吸窘迫综合征（NRDS）又称肺透明膜病，主要病因是缺乏肺表面活性物质，多见于早产儿，临床以出生后不久即出现的进行性呼吸困难、青紫、呼气性呻吟、吸气性三凹征和呼吸衰竭为特征。治疗目的是保证通气与换气功能正常，待自身肺表面活性物质（PS）产生增加。因此，机械通气和应用 PS 是治疗的重要手段。

吸入性肺炎吸入量少者可无症状或仅轻度呼吸困难，吸入量大者常出现呼吸窘迫、青紫，肺部可闻及湿啰音，甚至呼吸衰竭，也可并发肺不张、肺气肿等。感染性肺炎一般症状不典型，以反应差、哭声弱、呼吸急促、口周发绀、口吐白沫、呛奶、吐奶、体温异常为常见，早产儿可表现为呼吸不规则或呼吸暂停，肺部常听不到啰音，可有腹胀及肝脾肿大等。

新生儿寒冷损伤综合征是由寒冷、早产、感染、窒息等多种原因所致，主要表现为低体温、皮肤硬肿，硬肿常呈对称性，发生顺序为：小腿→大腿外侧→双下肢→臀部→面颊→上肢→全身，重者可多脏器功能损伤。逐步复温是治疗的关键，轻、中硬肿症患儿一般在 6 ~ 12 小时内恢复正常体温，重度患儿于 12 ~ 24 小时内恢复正常体温。

新生儿败血症以出生后感染为主要感染途径，脐部感染最多见。早期症状、体征常不典型,主要为全身中毒症状,表现为精神食欲欠佳、反应低下、体温异常等,继而发展为精神委靡、嗜睡、不吃、不哭、不动、体重不增及出血、黄疸等。检查以血培养比较关键,找到致病菌后使用有针对性的抗生素。

新生儿低血糖一般是指全血血糖低于 2.2mmol/L(40mg/dl),多见于早产儿、小于胎龄儿、败血症、寒冷损伤、先天性心脏病、糖尿病母亲婴儿、Rh 溶血病等,尤其是早产儿,主要表现为哭声弱、拒奶、肌张力低下、面色苍白、低体温、呼吸不整或暂停、发绀等。补充葡萄糖是关键,预防措施包括生后尽早吸吮母乳或给予 10% 葡萄糖,并加强保暖,定期监测外周血糖,早期发现,避免低血糖发作。静脉输注葡萄糖时,应及时调整输注量和速度,并做好血糖监测。

新生儿低血钙一般是指血清总钙低于 1.8mmol/L(7.0mg/dl) 或游离钙低于 0.9mmol/L(3.5mg/dl),多见于早产儿、小于胎龄儿、糖尿病及母亲妊娠高血压的婴儿、牛乳喂养的足月儿等。主要为神经肌肉兴奋性增高,表现为易惊、震颤、手足搐搦、惊厥等,严重者可出现呼吸暂停、喉痉挛。遵医嘱补充钙剂,静脉补钙应注意避免药物外溢而造成局部组织坏死。一旦发现药物外溢,应立即拔针停止注射,局部用 25% ~ 50% 硫酸镁湿敷;口服补钙时,应两次喂奶之间给药,禁忌与牛奶搅拌在一起,影响钙吸收。指导家长给婴儿加服钙剂和维生素 D。

课后习题

A1 型题

1. 足月新生儿特点,不符的是

A. 肤色红润,皮下脂肪丰富

B. 乳腺结节 >4mm

C. 足底光滑、纹理少

D. 男婴睾丸降至阴囊

E. 指(趾)甲达到或超过指(趾)端

2. 新生儿正常的呼吸频率为

A. 30~35 次/分　　　B. 35~40 次/分　　　C. 40~45 次/分

D. 45~50 次/分　　　E. 55~60 次/分

3. 新生儿通过胎盘从母体获得的免疫球蛋白是

A. IgG　　　B. IgE　　　C. SIgA　　　D. IgM　　　E. IgA

4. 新生儿败血症最常见的感染途径是

A. 宫内　　　B. 产道　　　C. 呼吸道　　　D. 脐部　　　E. 消化道

5. 中性温度是指

A. 肛温　　　B. 腋温　　　C. 皮温　　　D. 环境温度　　　E. 体温

6. 正常新生儿生理性体重下降时间及程度为

A. 生后 1 周内下降 10% ~ 15%

B. 生后 1 周内下降 9%

C. 生后 1 ~ 2 周内下降 10% ~ 15%

D. 生后 1 ~ 2 周内下降 9%

E. 生后 7 ~ 10 天内下降 9%

7. 正常足月儿开奶的时间是

A. 生后半小时　　　　　B. 生后 1 小时　　　　　C. 生后 2 小时

D. 生后 3 小时　　　　　E. 生后 6 小时

8. 新生儿硬肿症多发生于

A. 小于胎龄儿　　　　　B. 早产儿　　　　　　　C. 低出生体重儿

D. 足月儿　　　　　　　E. 过期产儿

9. 新生儿硬肿症最先出现的硬肿部位是

A. 面颊部　　　　　　　B. 上肢　　　　　　　　C. 躯干

D. 小腿　　　　　　　　E. 臀部

10. 关于新生儿败血症,不正确的是

A. 精神欠佳　　　　　　B. 嗜睡　　　　　　　　C. 均有高热

D. 拒乳　　　　　　　　E. 黄疸加重

A2 型题

11. 早产儿生后 1 小时,胎龄 29 周,出生体重为 1470g,其体重标准在第 50 百分位,请判断该新生儿为

A. 低出生体重儿　　　　B. 极低出生体重儿　　　C. 超低出生体重儿

D. 过期产儿　　　　　　E. 大于胎龄儿

12. 新生儿生后 15 天,母乳喂养,每天 8～10 次,体重 3.2 kg,家长询问新生儿室内应保持的湿度,护士告知正确的是

A. 30%～40%　　　　　B. 40%～50%　　　　　C. 55%～65%

D. 65%～70%　　　　　E. 70%～75%

13. 新生儿生后 4 天,母乳喂养,每天 6～8 次,体重 3.7 kg,家长询问出院后新生儿室内应保持的温度,护士告知正确的是

A. 16～18℃　　　　　　B. 20～22℃　　　　　　C. 22～24℃

D. 24～26℃　　　　　　E. 28℃

14. 新生儿出生 8 小时,对该新生儿提供的护理措施,不正确的是

A. 了解 Apgar 评分情况　　　　　　　　　B. 观察排尿、排胎便时间

C. 持续仰卧位,颈部前屈　　　　　　　　　D. 密切观察呼吸和面色

E. 选择母乳喂养

15. 早产儿生后 3 天,食欲差,哭声低,测体温 34.5℃,下肢出现硬肿,皮肤发凉,心音低钝,心率 100 次/分。其首优的护理诊断为

A. 营养失调:低于机体需要量　　　　　　　B. 体温过低

C. 有感染的危险　　　　　　　　　　　　　D. 有窒息的危险

E. 有出血的危险

16. 患儿生后 10 天,胎龄 34 周。因低体温、反应差、拒乳、尿少、双小腿外侧皮下脂肪变硬入院。该患儿最关键的护理措施是

A. 维持有效呼吸　　　　　　　　　　　　　B. 预防感染

C. 合理喂养　　　　　　　　　　　　　　　D. 积极复温

E. 合理使用抗生素

17. 患儿出生 5 天,2 天来拒奶,不哭、少动。体检:皮温低(重度低体温),面颊、四肢皮肤暗红色,僵硬。为使患儿复温,最适宜的方法是

    A. 立即放入 37~38℃温箱中

    B. 立即放入 37~38℃温水中行温水浴

    C. 立即放入 30~32℃温箱中

    D. 立即放入比其体温高 1~2℃温箱中,每小时提高 0.5~1℃

    E. 可在一般病室中自然复温

18. 患儿生后 8 天,来自山区,因 1 天来拒奶,全身冰冷入院。体检:体温不升,反应差,皮肤呈暗红色,约 10% 皮肤如硬橡皮样,心音低钝,双肺呼吸音粗,腹尚软,脐带已脱落。有关复温,错误的是

    A. 快速复温

    B. 逐步复温,循序渐进

    C. 复温是低体温患儿治疗关键

    D. 供给充足热量有助于复温和维持正常体温

    E. 复温时要密切监测患儿病情

19. 患儿出生 5 天,32 周早产,2 天来拒奶,不哭、少动。体检:体温 34℃,双面颊、肩部、臀部、下腹部、大腿及小腿外侧皮肤发硬,按之如硬橡皮样,属重度新生儿寒冷损伤综合征。一般情况下恢复正常体温需要的时间是

    A. 1~2 小时　　　　　B. 2~4 小时　　　　　C. 4~8 小时

    D. 8~10 小时　　　　　E. 12~24 小时

20. 早产儿出生 4 天,因哭声低弱,不吃奶 2 天,发绀、呼吸急促 2 小时入院。查体:体温不升,呼吸不规则,发绀,哭声低微,口鼻中少许血性泡沫,全身冷,皮肤呈紫红色,双下肢、臀部、会阴、下腹部、面颊皮肤发硬,压之微凹陷,双肺有中细湿啰音,首先考虑的诊断为

    A. 新生儿水肿并肺炎

    B. 新生儿皮下坏疽,败血症

    C. 新生儿硬肿症并肺炎

    D. 新生儿硬肿症并发肺出血

    E. 新生儿硬肿症并发败血症

21. 患儿胎龄 33 周,出生体重 1450g,Apgar 评分 1 分钟、5 分钟及 10 分钟分别为 7 分、8 分、9 分。生后 6 小时开始呻吟,呼吸浅促,并呼吸暂停。X 线胸片示两肺均匀颗粒阴影。血气分析:pH 7.30,PaO_2 40mmHg,$PaCO_2$ 60mmHg,SaO_2 80%。诊断为肺透明膜病。此病发生最可能是因为

    A. 肺泡表面活性物质缺乏　　　　　B. 吸入了羊水

    C. 缺氧　　　　　D. 酸中毒

    E. 血氧饱和度过低

22. 患儿生后第 4 天,出现精神委靡、拒乳、不哭,伴低热。对该患儿处理不正确的是

    A. 给退热药　　　　　B. 密切观察病情　　　　　C. 静脉营养

    D. 打开包被　　　　　E. 母乳分泌正常时坚持母乳喂养

33

23. 早产儿生后 12 天,因不吃、不哭、反应差、体温不升 2 天入院。查体发现脐部有少许脓性分泌物,入院诊断为新生儿脐炎、新生儿败血症?合并新生儿低血糖。关于新生儿低血糖说法,错误的是

A. 凡全血血糖 < 2.2mmol/L(40mg/dl)都为新生儿低血糖

B. 症状常不典型或无症状

C. 血糖测定是确诊和早期发现本病的主要手段

D. 补充葡萄糖后不用定期监测外周血糖

E. 预防该病应在出生后尽早喂养

24. 患儿生后 6 天,因口吐泡沫、气促 1 天急来医院。体检:口周发绀,呼吸快,偶有不规则,心音有力,肺部听诊未见异常,应立即实施下列措施,除外

A. 采集血标本　　　　　　　　　　　B. 准备胸部 X 线片检查

C. 保暖　　　　　　　　　　　　　　D. 吸氧

E. 静脉输入抗生素

25. 患儿生后 5 天,母乳喂养。生后第 3 天吃奶量明显减少,第 4 天皮肤出现黄染而就诊。体检:体温 37.8℃,脐部周围皮肤红肿,诊断为新生儿败血症。此病最常见的病原菌是

A. 大肠埃希菌　　　　　　　　　　　B. 铜绿假单胞菌

C. 溶血性链球菌　　　　　　　　　　D. 金黄色葡萄球菌

E. 表皮葡萄球菌

26. 患儿 33 周早产,娩出过程顺利。在新生儿病房监护中,不易发生

A. 低体温　　　　　B. 低血糖　　　　　C. 低血钙

D. 红细胞增多症　　E. 肺透明膜病

27. 患儿出生后 10 天,近 4 天低热、拒乳、哭声弱,今抽搐 2 次,查体:反应差,皮肤巩膜明显黄染。心音钝,肝肋下 3cm,前囟饱满,脐部少许分泌物,WBC 21.8×10^9/L,中性粒细胞 0.80,淋巴细胞 0.20,血钙 9mg/dl,可能为

A. 新生儿颅内出血　　　　　　　　　B. 新生儿低血糖症

C. 新生儿低钙血症　　　　　　　　　D. 新生儿脐炎

E. 新生儿败血症,化脓性脑膜炎

28. 患儿生后第 2 天,31 周早产,今晨出现屏气、呼吸暂停、青紫。查血清总钙 6mg/dl,血清游离钙 3mg/dl,血清磷 9mg/dl。诊断为新生儿低血钙,经治疗好转。对该患儿家长进行健康教育,错误的是

A. 出院后患儿多晒太阳　　　　　　　B. 鼓励用维生素 D 强化牛奶喂养

C. 及时添加鱼肝油　　　　　　　　　D. 注意每天补钙

E. 口服补钙时禁忌与牛奶搅拌在一起

29. 患儿,31 周早产,体重 1400g,生后不久发生呼吸窘迫、暂停,头罩吸氧后血气结果为 pH 7.20,PO_2 6.00kPa (45mmHg),PCO_2 9.06kPa (68mmHg),BE −3,以下处理最正确的是

A. 5%NaHCO₃ 纠正酸中毒　　　　　　B. 加大头罩给氧浓度 8L/min

C. 鼻塞 CPAP　　　　　　　　　　　D. 机械呼吸

E. 用氨茶碱兴奋呼吸

30. 患儿生后 5 天,出生第 3 天吃奶量明显减少,第 4 天皮肤出现黄染而就诊。体检:体温 36℃,脐部红肿伴有脓性分泌物,诊断为新生儿脐炎。针对脐部处理选用的消毒药物是

A. 30% 酒精　　　　　　　　　　　B. 95% 酒精

C. 0.1% 苯扎溴铵(新洁尔灭)　　　　D. 3% 过氧化氢(双氧水)

E. 0.5% 碘伏

A3/A4 型题

(31~33 题基于以下题干)

患儿,33 周早产,生后出现哭声异常,阵发性青紫,肢体抖动,实验室检查:血糖 1.7mmol/L,诊断为新生儿低血糖。

31. 常见病因是

A. 足月儿　　　　　B. 早产儿　　　　　C. 过期产儿

D. 巨大儿　　　　　E. 低体重儿

32. 预防新生儿低血糖措施,不符的是

A. 生后能进食者尽早喂养

B. 保持正常体温,减少能量消耗

C. 严格执行无菌操作,消毒用具

D. 早产儿或窒息儿尽快建立静脉通路,保证葡萄糖输入

E. 新生儿室温应保持在 24~26℃,相对湿度为 50%~60%

33. 输入葡萄糖时,主要的措施是

A. 给予高糖饮食　　　B. 监测血糖　　　　C. 注意保暖

D. 注意监测体重　　　E. 注意滴注速度

(34~36 题基于以下题干)

患儿,胎龄 32 周顺产,生后 6 小时开始出现青紫,并进行性加重,查体:面色青灰,呼吸急促,呻吟,双肺呼吸音低。X 线胸片示两肺透明度减低,有均匀颗粒阴影,伴支气管充气征。

34. 首先考虑的疾病是

A. 新生儿肺炎　　　　　　　　　　B. 新生儿肺透明膜病

C. 新生儿败血症　　　　　　　　　D. 新生儿硬肿症

E. 新生儿低血糖

35. 该病主要病因是

A. 病毒感染　　　　　　　　　　　B. 宫内缺氧

C. 羊水吸入　　　　　　　　　　　D. 缺乏肺表面活性物质

E. 细菌感染

36. 主要治疗首选

A. 维持酸碱平衡　　　　　　　　　B. 肺表面活性物质替代治疗

C. 对症治疗和抗病毒　　　　　　　D. 支持治疗

E. 用抗生素和对症治疗

(37~39 题基于以下题干)

患儿生后 15 天,36 周早产。近 2 日来精神不振、嗜睡,随后出现不吃、不哭、不动,黄疸

35

加重。查体：T 39.2℃，反应差，皮肤黏膜黄染，呼吸平稳，双肺呼吸音稍粗，腹部膨隆，脐带未脱，脐轮红肿有渗液，肝肋下 3cm。

37. 应立即进行的检查是

A. 血常规   B. 肝功能检查   C. 肝脏 B 超

D. 血培养   E. 头颅 CT

38. 治疗中最重要的是

A. 保暖   B. 纠正酸中毒   C. 吸氧

D. 输注白蛋白   E. 抗生素治疗

39. 最常见的并发症是

A. 新生儿肺炎   B. 化脓性脑膜炎   C. 胆红素脑病

D. 新生儿低血糖   E. 新生儿硬肿症

（40~42 题基于以下题干）

宝宝生后 4 天，足月顺产，母乳喂养，吸吮好，喂奶后安睡，体重下降 7%，查体：体温 36℃，反应好，面色红润，心肺未闻及异常，大小便正常。

40. 宝宝出现体重下降的原因可能是

A. 吃奶量多，进水少   B. 进水多，吃奶量少   C. 败血症

D. 呆小病   E. 生理性体重下降

41. 宝宝此时出现的现象不正常的是

A. 皮肤轻度黄染

B. 在鼻尖、鼻翼、面颊部的粟粒疹

C. 乳腺肿大

D. 假月经

E. 贫血

42. 对新生儿家长进行健康指导，不正确的是

A. 尽可能坚持纯母乳喂养至孩子 6 个月

B. 保持脐窝干燥

C. 衣服宜宽松、柔软、舒适，不用纽扣

D. 房间不要开窗，避免新生儿着凉

E. 大便后用温水清洗会阴及臀部，勤换尿布

（张春慧）

第六章 营养与营养障碍性疾病患儿的护理

一、实训指导

实训 6-1 婴儿配乳法与哺喂法

【目的及内容】

1. 学会全脂奶、稀释奶、酸奶和脱脂奶配制方法,为不同婴儿提供适宜食物。学会乳瓶哺喂法、滴管哺喂法及鼻饲法喂养,满足不同婴儿进食需要。

2. 实训中表现出严肃、认真的态度,对婴儿爱护、关心、有耐心。

【实训前准备】

1. 用物准备 奶瓶、吸管、鼻饲管、量杯、滴管、汤匙、奶锅、小碗、电磁炉或者电炉、婴儿模型、小餐巾等。

2. 食品准备 全脂奶粉、糖、100%乳酸溶液或5%柠檬酸溶液或橘子汁。

3. 护生准备 剪指甲、更鞋、戴帽子、口罩、洗手,关好门窗。

【方法及要求】

1. 实训地点 在医院儿科病房配乳室或学校护理模拟实训室。

2. 实训方法

(1) 由老师集中演示操作方法后分组,每3～5人为一组。

(2) 每组分头配制全脂奶、稀释奶、酸奶和脱脂奶。

(3) 每组每人操作乳瓶哺喂法、滴管哺喂法及鼻饲法。

【注意事项】

1. 注意保持环境及用物卫生。

2. 严格执行计算用量。

【课后评价与反思】

1. 评价学生的合作精神和态度。

2. 评价各小组操作步骤是否规范,计算结果是否正确。

3. 要求学生写出本次实训课报告并谈谈参加本次实训体会。

实训 6-2 维生素 D 缺乏性佝偻病患儿的护理

【目的及内容】

1. 掌握维生素 D 缺乏性佝偻病患儿的护理评估及护理措施。

2. 在临床见习中表现出关心爱护患儿,态度严肃认真,动作轻柔。

【实训前准备】

1. 联系见习医院，与患儿及家长沟通并做好准备。
2. 准备维生素 D 缺乏性佝偻病多媒体资料(录像、VCD 或课件)、临床病例。
3. 学生应准备工作服、帽子、口罩、听诊器。

【方法及要求】

(一) 临床见习(医院儿科病房)

1. 由带教老师集中讲述后分组，每 4～6 人为一组，在学校老师和医院带教老师指导下对维生素 D 缺乏性佝偻病患儿进行护理评估。

2. 各小组将收集到维生素 D 缺乏性佝偻病资料整理后讨论，并做出护理诊断，制订护理计划。

3. 每位学生写出实践报告，交老师批阅。

(二) 观看录像或临床实例分析(护理模拟示教室)

若无条件去医院病房见习，可组织学生在护理模拟示教室观看"维生素 D 缺乏性佝偻病"录像或讨论病例。

患儿 8 个月，因睡眠不安，多汗、易惊 2 个月来院就诊。患儿系早产儿，人工喂养，未添加辅食。2 个月前开始出现烦躁，夜间惊醒，常摇头擦枕。现不能独坐，尚未出牙。

护理体检:T 37℃,R 34 次/分,P 110 次/分,体重 5.8kg,身长 65cm。神清，面色苍白，消瘦，枕秃，轻度方颅，心肺无异常，腹软，肝肋下 1cm，质软，肌张力低，双侧腕部可见明显手镯，余未见异常。

辅助检查:血生化:血钙 2.0mmol/L，血磷 0.9mmol/L，碱性磷酸酶增高。骨 X 线:干骺端增宽，临时钙化带消失，骨质疏松。

思考题:

(1) 根据护理评估结果，找出患儿 3～4 个护理诊断，列出诊断依据并提出相应的护理措施。

(2) 模拟操练:患儿出院时对患儿家长进行健康教育，主题为如何预防维生素 D 缺乏性佝偻病。

【课后自我评价与反思】

通过对维生素 D 缺乏性佝偻病患儿的护理评估，制订护理措施，完成实训报告。并在实训报告中谈谈参加本次实训体会。

二、学习指导

【学习小结】

(一) 儿童营养和喂养

儿童需要的营养素包括能量、宏量营养素、微量营养素和其他膳食成分。能量的需要包括基础代谢、食物热力作用、生长发育所需、活动消耗及排泄丢失五个方面，其中生长发育所需能量是儿童特有的能量需要，占总能量的 25%～30%。婴儿约需总能量为 460kJ(110kcal)/(kg·d)，以后每增加 3 岁需要能量约减少 42kJ(10kcal)/(kg·d);婴儿所需水量 150ml/(kg·d)，以后每增加 3 岁减少 25ml/(kg·d)。

婴儿喂养方式包括母乳喂养、部分母乳喂养(混合喂养)及人工喂养,母乳喂养是 4 ~ 6 个月内婴儿最佳喂养方式。母乳成分有初乳、过渡乳、成熟乳、晚乳。初乳是指分娩后 4 ~ 5 天内分泌的乳汁,量少、质稠色黄、含蛋白质较多(主要为免疫球蛋白)而脂肪少,有丰富的矿物质、牛磺酸及维生素 A,并含有初乳小球(充满脂肪颗粒的巨噬细胞及其他免疫活性细胞),有利于婴儿生长及抗感染。母乳喂养优点为营养丰富、提高婴儿抵抗力、促进婴儿生长发育、喂养方便及促进母亲健康等。新生儿应早开奶、早接触、早吸吮,2 个月内按需哺乳,婴儿一般在 10 ~ 12 个月时完全断奶。当母乳不足或因各种原因不能进行母乳喂养时,最好选用配方奶粉进行喂养。全脂奶粉与水按重量 1:8 或按容积 1:4 配成鲜牛奶的浓度。水的总需要量为 150ml/(kg·d),其中 8% 糖牛乳应为 110ml(kg·d)。婴儿 4 ~ 6 个月后,单纯乳类喂养已不能满足婴儿生长发育的需要,应遵循由少到多、由稀到稠、由细到粗,由一种到多种,患病减量或暂停的原则,做好食物转换的准备。

(二) 营养障碍性疾病患儿的护理

营养不良是由于缺乏能量和(或)蛋白质所致的一种慢性营养缺乏症。主要病因是喂养不当、疾病影响。临床特点为体重减轻、皮下脂肪减少和皮下水肿。体重不增是最早出现的症状,皮下脂肪变薄的顺序为腹部→躯干→臀部→四肢→面颊。根据体重、腹部皮下脂肪厚度的测量,将婴幼儿营养不良分为轻(Ⅰ)、中(Ⅱ)、重(Ⅲ)三度,体重分别低于正常均值的 15% ~ 25%、25% ~ 40%、>40%,腹部皮下脂肪厚度分别为 0.8 ~ 0.4cm、<0.4cm、消失。最常见并发症为营养性缺铁性贫血,危及生命的是自发性低血糖。血清清蛋白浓度降低是最突出改变,胰岛素样生长因子 Ⅰ 水平降低是诊断营养不良较敏感指标。护理措施主要是饮食管理,预防感染,及时发现和处理并发症,进行健康教育。轻度营养不良患儿,开始每日可供给热量 250 ~ 330kJ(60 ~ 80kcal)/kg,逐步增加到生理需要量 460kJ(110kcal)/kg;中、重度营养不良患儿,热量从每日 165 ~ 230kJ(40 ~ 55kcal)/kg 开始,逐步增加至 500 ~ 727kJ/kg (120 ~ 170kcal/kg),待体重正常后恢复到生理需要量。出现自发性低血糖时,应立即按医嘱静脉注射 25% ~ 50% 葡萄糖溶液进行抢救。

维生素 D 缺乏性佝偻病是由于维生素 D 不足使钙、磷代谢失常,产生一种以骨骼病变为特征的慢性营养性疾病。病因有日光照射不足、生长发育快、维生素 D 摄入不足、疾病与药物的影响,最主要病因是日光照射不足。主要临床表现初期以神经精神症状为主,多见于 6 个月以内,特别是 3 个月以内的小婴儿;活动期主要为骨骼改变和运动功能发育迟缓,如 3 ~ 6 个月患儿可出现颅骨软化,7 ~ 8 个月患儿可出现方颅,1 岁左右患儿胸部可出现肋骨串珠、鸡胸、漏斗胸或肋膈沟,下肢弯曲出现膝内翻("O"形腿)或膝外翻("X"形腿)等。后遗症期仅留下不同程度的骨骼畸形,多见于 2 岁以后患儿。护理措施主要是增加户外活动、补充维生素 D、预防骨骼畸形及健康教育。预防骨骼畸形应避免患儿早坐、久坐和早站、久站、早走路。预防佝偻病应鼓励孕妇及婴幼儿多进行户外活动和晒太阳,初生婴儿在生后 2 ~ 3 周后开始进行户外活动,时间从数分钟逐渐延长至 2 小时,足月儿生后 2 周开始每日给予预防量维生素 D400 IU,至 2 岁;早产儿、低出生体重儿、多胎儿生后 2 周每日给予维生素 D800 IU,3 个月后改为预防量。

维生素 D 缺乏性手足搐搦症是由于维生素 D 缺乏,血钙降低导致神经肌肉兴奋性增高所致。主要临床表现是惊厥、喉痉挛和手足抽搐。当总血钙浓度低于 1.75 ~ 1.88mmol/L (7 ~ 7.5mg/dl) 或

血清离子钙浓度 <1.0mmol/L(4mg/dl) 时,即可出现抽搐等症状。隐匿型可有面神经征、陶瑟征、腓神经征阳性。惊厥急救处理为保持呼吸道通畅、给氧、控制惊厥、给予止痉剂和钙剂、防止窒息和外伤。注意静脉注射钙剂时,应稀释 1~3 倍,选择较大的血管缓慢推注(10 分钟以上)或静滴,同时监护心率,避免药液外渗,并教会家长对惊厥、喉痉挛发作时的处理方法。急诊情况控制后,按维生素 D 缺乏性佝偻病给予维生素 D 治疗。

儿童单纯性肥胖,主要病因为长期能量摄入过多及活动过少。护理措施主要是控制饮食和增加运动。

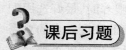 **课后习题**

A1 型题

1. 在儿童机体所需要的总能量中,儿童所特有的是

A. 基础代谢所需的能量

B. 生长发育所需的能量

C. 食物热力作用所需的能量

D. 活动所需的能量

E. 排泄损失的能量

2. 婴儿饮食中三大营养素(蛋白质、脂肪、碳水化合物)所供热量的百分比,正确的是

A. 15, 35, 50　　　　B. 15, 50, 35　　　　C. 25, 40, 35

D. 25, 35, 40　　　　E. 25, 25, 50

3. 以下母乳喂养优点中,不正确的是

A. 蛋白质、脂肪、糖比例合适

B. 母乳中含免疫物质

C. 有助于母亲产后子宫复原

D. 母乳中酪蛋白多

E. 糖类以乙型乳糖为主

4. 母乳中成分与抗感染有关的是

A. 含乳白蛋白　　　　B. 钙磷比例适宜　　　　C. 含脂酶

D. 不饱和脂肪酸多　　　　E. 含 SIgA

5. 指导母乳喂养,不恰当的是

A. 母亲取坐位哺乳

B. 吸空一侧乳房后,再吸另一侧

C. 先给婴儿换尿布,然后清洗母亲双手和乳头

D. 哺乳时只将母亲乳头送入婴儿口中即可

E. 哺乳后轻拍婴儿后背让吸入的空气排出

6. 将 6 勺全脂奶粉配成全乳,应加水

A. 10 勺　　　　B. 14 勺　　　　C. 18 勺　　　　D. 24 勺　　　　E. 48 勺

7. 营养不良患儿,主要缺乏的是

A. 热能和(或)糖　　　　B. 热能和(或)水　　　　C. 热能和(或)脂肪

D. 热能和(或)蛋白质　　E. 热能和(或)维生素

8. 营养不良最常见的病因是

A. 喂养不当　　　　　　B. 免疫缺陷　　　　　　C. 疾病影响

D. 先天不足　　　　　　E. 缺少锻炼

9. 营养不良患儿皮下脂肪减少的顺序是

A. 臀部→躯干→腹部→四肢→面颊部

B. 躯干→四肢→腹部→躯干→面颊部

C. 腹部→躯干→臀部→四肢→面颊部

D. 腹部→躯干→四肢→面颊部→臀部

E. 面颊部→腹部→躯干→臀部→四肢

10. 关于维生素 D 缺乏性佝偻病的护理,不正确的是

A. 增加日光照射

B. 增加富含维生素 D 食物

C. 注意预防骨骼畸形和骨折

D. 肌注维生素 D 应选择较细针头

E. 首选口服维生素 D

11. 预防佝偻病应特别强调

A. 合理喂养　　　　　　B. 经常晒太阳　　　　　　C. 经常口服钙片

D. 经常口服鱼肝油　　　E. 多吃含维生素 D 食物

12. 佝偻病的骨骼改变,错误的是

A. 枕秃　　　　B. 方颅　　　　C. 鸡胸　　　　D. 漏斗胸　　　　E. X 形腿

13. 维生素 D 缺乏性手足抽搐症,最常见的症状是

A. 喉痉挛　　　　　　　B. 手足抽搐　　　　　　C. 无热惊厥

D. 腓神经征　　　　　　E. 颅骨软化

14. 儿童单纯性肥胖症,最多见的发病原因是

A. 遗传因素　　　　　　B. 活动减少　　　　　　C. 长期能量摄入过多

D. 内分泌代谢失调　　　E. 神经中枢调节异常

A2 型题

15. 宝宝 6 个月,体重 7kg,为适应正常的生长发育需要,每日供给热量为

A. 2302kJ　　　　　　　B. 3220kJ　　　　　　　C. 3558kJ

D. 4186kJ　　　　　　　E. 2511kJ

16. 宝宝 4 个月,体重 6kg,用鲜牛奶喂养应选用的配方是

A. 牛奶 500ml,糖 44g,水 300ml

B. 牛奶 660ml,糖 48g,水 240ml

C. 牛奶 600ml,糖 40g,水 250ml

D. 牛奶 600ml,糖 48g,水 200ml

E. 牛奶 650ml,糖 40g,水 300ml

17. 宝宝 4 个月,人工喂养,家长到儿童保健门诊咨询喂养方法,应指导添加的辅食为

A. 肉末　　　　B. 饼干　　　　C. 蛋黄　　　　D. 米饭　　　　E. 馒头

18. 宝宝 10 个月,母乳喂养,6 个月开始添加辅食,生长发育良好,家长询问小儿断奶的最佳月龄,正确的是

    A. 4~5 个月　　　　　　　B. 6~7 个月　　　　　　　C. 8~9 个月

    D. 10~12 个月　　　　　　E. 14~16 个月

19. 宝宝生后 10 天,家长询问婴儿每日喂哺次数,护士正确的回答是

    A. 4~5 次　　　　　　　　B. 5~6 次　　　　　　　　C. 6~7 次

    D. 7~8 次　　　　　　　　E. 按需喂哺

20. 宝宝已 6kg,人工喂养,用全脂奶粉配 8% 糖牛奶,每日需奶粉为

    A. 50g　　　　B. 75g　　　　C. 85g　　　　D. 100g　　　　E. 150g

21. 对刚出生的新生儿指导母乳喂养,以下各阶段母乳中营养价值最高的是

    A. 晚乳　　　　　　　　　B. 初乳　　　　　　　　　C. 配方乳

    D. 过渡乳　　　　　　　　E. 成熟乳

22. 宝宝 6 个月,母乳喂养,每日 6~7 次,为保证营养摄取,护士对家长进行食物转换指导,正确的是

    A. 由粗到细　　　　　　　B. 由稠到稀　　　　　　　C. 由少到多

    D. 由多到少　　　　　　　E. 由多种到一种

23. 宝宝 3 个月,母乳量少,以羊乳喂养,要注意预防

    A. 低钙　　　　　　　　　B. 肥胖症　　　　　　　　C. 佝偻病

    D. 肠道疾病　　　　　　　E. 巨幼细胞贫血

24. 宝宝 4 岁,身高 90cm,体重 11kg,皮肤较松弛,腹部皮下脂肪约 0.3cm,该儿童营养状况属于

    A. 正常　　　　　　　　　B. 轻度营养不良　　　　　C. 中度营养不良

    D. 重度营养不良　　　　　E. 极重度营养不良

25. 宝宝 7 个月,体重 5.5kg。母乳喂养,量少,未加辅食。体检:神志清,精神可,稍苍白,腹部皮下脂肪 0.5cm,肌肉稍松弛。可能的诊断是

    A. 正常儿　　　　　　　　B. Ⅰ度营养不良　　　　　C. Ⅱ度营养不良

    D. Ⅲ度营养不良　　　　　E. 佝偻病

26. 宝宝 10 个月,因食欲差而就诊,母乳少,长期以米糊稀饭喂养,未添加其他辅食,诊断为轻度营养不良。在症状评估中,最先出现的是

    A. 皮肤苍白　　　　　　　B. 肌张力低下　　　　　　C. 体重不增或减轻

    D. 身高低于正常　　　　　E. 皮下脂肪减少

27. 一重度营养不良患儿,因迁延性腹泻入院。今晨护士巡查病房时,发现患儿突发面色苍白,出冷汗,神志不清。首先应采取的措施是

    A. 静注甘露醇　　　　　　B. 静注高渗葡萄糖　　　　C. 静注地高辛

    D. 静注洛贝林　　　　　　E. 静注葡萄糖酸钙

28. 患儿 1 岁半,食欲差,挑食,平时体质不好,经常感冒,现被诊断为轻度营养不良,判断营养不良程度最重要的指标是

    A. 体重　　　　　　　　　B. 身高　　　　　　　　　C. 肌张力

    D. 皮肤弹性　　　　　　　E. 腹部皮下脂肪

29. 患儿 8 个月,诊断为中度营养不良。开始供给热量每日应为

　　A. 230kJ/kg(55kcal/kg)　　　　　　　　B. 300kJ/kg(70kcal/kg)

　　C. 340kJ/kg(80kcal/kg)　　　　　　　　D. 375kJ/kg(90kcal/kg)

　　E. 420kJ/kg(100kcal/kg)

30. 患儿 5 个月,人工喂养,体重 4kg,腹部皮下脂肪 0.3cm,皮肤弹性差,肌肉明显松弛,两眼角膜外缘有结膜干燥斑,诊断为

　　A. Ⅱ度营养不良,维生素 C 缺乏

　　B. Ⅱ度营养不良,维生素 A 缺乏

　　C. Ⅰ度营养不良,维生素 A 缺乏

　　D. Ⅲ度营养不良,维生素 A 缺乏

　　E. Ⅲ度营养不良,维生素 C 缺乏

31. 患儿 8 个月,通过护理评估后发现患儿为中度营养不良,诊断此病最有帮助的体检是

　　A. 皮肤弹性　　　　　　　　　　　　　　B. 体重 5kg

　　C. 双下肢稍肿　　　　　　　　　　　　　D. 面色苍白,肌肉松弛

　　E. 腹部皮下脂肪厚度 0.8cm

32. 患儿 3 个半月,好哭、多汗、无发热、前囟 3cm×4cm、平坦,枕秃,颅骨有乒乓球样感,巴宾斯基征及凯尔尼格征阳性,最可能的疾病是

　　A. 佝偻病　　　　　　B. 颅内出血　　　　　　C. 化脓性脑膜炎

　　D. 病毒性脑膜炎　　　E. 结核性脑膜炎

33. 患儿 6 个月,临床诊断为佝偻病。医嘱:鱼肝油 6 滴,每日 1 次。取药时,护士杯中放少量温开水,目的是

　　A. 有利于吞服　　　　B. 避免药物挥发　　　　C. 减少药物毒性

　　D. 减少药量损失　　　E. 稀释药物

34. 一冬季出生足月儿,生后 2 周,每日给予维生素 D 预防佝偻病,其剂量是

　　A. 400IU　　　　　　B. 1000IU　　　　　　C. 1600IU

　　D. 2000IU　　　　　　E. 2500IU

35. 患儿 3 个月,最近夜间啼哭,多汗,有枕秃。护士正确的判断是

　　A. 锌缺乏症

　　B. 营养性缺铁性贫血

　　C. 可疑维生素 D 缺乏性佝偻病

　　D. 维生素 D 缺乏性佝偻病激期

　　E. 维生素 D 缺乏性佝偻病初期

36. 宝宝 14 天,足月顺产,出生体重 3.2kg,母乳喂养。护士进行新生儿访视时,家长询问佝偻病相关知识。告知家长佝偻病早期表现是

　　A. 精神委靡

　　B. 睡眠不安、多汗、易惊

　　C. 有颅骨软化或方颅

　　D. 有肋骨串珠及肋外翻

　　E. 出现惊厥或手足搐搦

37. 患儿 10 个月,现烦躁、多汗,有枕秃、方颅,妈妈带他到医院门诊看病,为改善上述症状,最好的食物是

    A. 海蜇   B. 扁豆   C. 蛋黄

    D. 动物肝脏   E. 牛奶及乳制品

38. 患儿 3 个月,诊断为维生素 D 缺乏性佝偻病初期,此患儿主要症状是

    A. 肌肉松弛   B. 肋骨串珠   C. 颅骨软化

    D. 佝偻病手镯   E. 神经精神症状

39. 患儿 9 个月,夜间啼哭,睡眠不安,多汗,枕秃,体检:胸部有肋骨串珠、郝氏沟,被诊断为维生素 D 缺乏性佝偻病,用维生素 D 口服治疗,其剂量是

    A. 400IU   B. 600IU   C. 800IU

    D. 2000IU   E. 4000IU

40. 患儿 4 个月,诊断为维生素 D 缺乏性佝偻病初期,此患儿主要体征是

    A. 颅骨软化   B. 肋骨串珠   C. 肌肉松弛

    D. 佝偻病手镯   E. 神经精神症状

41. 婴儿 13 个月,腕部 X 线片示骨骺端临时钙化带消失,呈杯口状、毛刷样改变,血清钙 1.85mmol/L,磷 1.0mmol/L,碱性磷酸酶 40U。下列不属于骨样组织堆积所致的是

    A. 手镯   B. 脚镯   C. 方颅

    D. 肋串珠   E. 肋膈沟

42. 患儿 8 个月,平日多汗,易惊,近 2 日间断抽搐,发作时体温 37.3℃,意识丧失,两眼上翻,手足紧握抽动,可自行缓解入睡,醒后精神好,被诊断为维生素 D 缺乏性手足搐搦症,此时血钙值多低于

    A. 1.75 ~ 1.88mmol/L   B. 2.0 ~ 2.1mmol/L

    C. 1.9 ~ 2.18mmol/L   D. 1.85 ~ 1.98mmol/L

    E. 2.5 ~ 2.28mmol/L

43. 患儿 7 个月,平日多汗,夜间时常哭闹,近 2 日间断抽搐,诊断为维生素 D 缺乏性手足搐搦症,对患儿进行护理体检时,可检出的隐性体征是

    A. 脑膜刺激征   B. 凯尔尼格征   C. 面神经征

    D. 巴宾斯基征   E. 布鲁津斯基征

44. 患儿 9 个月,2 天前突然双眼上翻,面肌和四肢抽动,诊断为维生素 D 缺乏性手足搐搦症收住院。该患儿出院时,护士对家长进行健康指导,最重要的内容是

    A. 指导母乳喂养   B. 处理惊厥和喉痉挛的方法

    C. 添加含维生素 D 食物   D. 多让患儿到户外晒太阳

    E. 提倡进行站立锻炼

45. 患儿 5 个月,单纯牛乳喂养,未添加辅食,因抽搐 3 次入院,血清钙 0.9mmol/L。诊断为维生素 D 缺乏性手足搐搦症。对该患儿护理时,不妥的是

    A. 保持安静,减少刺激   B. 遵医嘱应用镇静剂和钙剂

    C. 惊厥时及时清除口鼻分泌物   D. 惊厥发作时保护患儿安全

    E. 补充钙剂时应快速静脉推注

46. 患儿 5 个月,冬季出生,人工喂养,平时多汗、睡眠不安,今日晒太阳后突然全身抽搐 6 次,每次 1 分钟左右,抽搐间歇期活泼如常,体温 37.2℃,护士应首先考虑

A. 癫痫
B. 高热惊厥
C. 低血糖
D. 维生素 D 缺乏性手足搐搦症
E. 维生素 D 缺乏性佝偻病

47. 婴儿 5 个月,人工喂养,未添加辅食,户外活动少。平时多汗、睡眠不安。今突发惊厥,查血钙 1.5mmol/L,对该患儿首先采取的紧急处理为

A. 肌注维生素 D
B. 肌注止惊剂
C. 静脉注射 25% 葡萄糖
D. 静脉注射 10% 葡萄糖酸钙
E. 立即现场抢救,做人工呼吸

A3/A4 型题

(48~50 题基于以下题干)

宝宝生后 10 天,3.5kg,足月顺产。

48. 如果该宝宝只能人工喂养,乳制品最好选用

A. 鲜牛乳　　B. 鲜羊乳　　C. 蒸发乳　　D. 配方乳　　E. 全脂奶粉

49. 如果宝宝的母亲检查仅有乙肝表面抗原阳性,则应给予

A. 羊乳喂养　　B. 母乳喂养　　C. 米糊喂养
D. 酸牛乳喂养　　E. 配方牛乳喂养

50. 如果宝宝是母乳喂养,不正确的是

A. 喂哺后换尿布　　　　　　B. 不要强行取出乳头
C. 喂哺后竖直抱起,轻拍后背　　D. 两侧乳房交替进行哺乳
E. 喂哺前用清水擦洗乳头

(51~54 题基于以下题干)

刚出生的宝宝,体重 3.4kg ,身高 53cm,面色红润,哭声响亮,吞咽良好。母亲无传染性疾病,可以母乳喂养。

51. 新生儿开始母乳喂养的时间为

A. 生后即可喂养　　B. 1 个小时以内　　C. 2 个小时以内
D. 6 个小时以内　　E. 12 个小时以内

52. 母乳喂养时母亲宜取

A. 平卧位　　　　B. 半卧位　　　　C. 坐位
D. 右侧卧位　　　E. 左侧卧位

53. 哺乳结束后,母亲应将婴儿抱起,轻拍背部,其目的是

A. 促进消化和吸收　　B. 防止溢乳　　　C. 促进断奶
D. 促进舒适　　　　　E. 避免哭闹

54. 婴儿喂养后,应取

A. 平卧位　　　　　B. 半卧位　　　　C. 坐位
D. 右侧卧位　　　　E. 左侧卧位

(55～58 题基于以下题干)

患儿 2 岁,1 岁时患麻疹后食欲差,常有腹泻,身高 83cm,体重 7600g,面色苍白,皮肤干燥,腹部皮下脂肪 0.3cm,心音低钝,脉搏缓慢。

55. 其主要临床诊断应是

A. 营养性贫血　　　　　　　　　　　B. 婴幼儿腹泻

C. 先天性甲状腺功能减低症　　　　　D. 蛋白质 – 热能营养不良

E. 心功能不全

56. 患儿入院后第 2 天清晨,突然面色苍白,体温不升,呼吸暂停,神志不清,最可能的原因是

A. 喉痉挛　　　　　　　　　　　　　B. 低钾所致呼吸肌麻痹

C. 自发性低血糖　　　　　　　　　　D. 急性心力衰竭

E. 脱水引起休克

57. 此时首先应做的检查项目是

A. 动脉血气分析　　　　　　　　　　B. 血电解质测定

C. 血糖测定　　　　　　　　　　　　D. 脑电图测定

E. B 超检查

58. 出院时最重要的健康指导是

A. 科学育儿,合理喂养　　　　　　　B. 定期肌注苯丙酸诺龙

C. 应用抗生素　　　　　　　　　　　D. 矫正唇裂畸形

E. 做好消毒隔离

(59～63 题基于以下题干)

患儿 1 岁,人工喂养,很少室外活动,平时烦躁易惊、多汗,方颅、枕秃、肋骨串珠。血钙磷乘积<30,碱性磷酸酶增高,X 线检查:临时钙化带消失。被诊断为维生素 D 缺乏性佝偻病。

59. 该患儿最主要的病因是

A. 日光照射不足　　　　　　　　　　B. 钙摄入不足

C. 维生素 D 摄入不足　　　　　　　　D. 未按时添加辅助食品

E. 未按时进行站、立、行运动训练

60. 此病的临床分期是

A. 活动期　　　　　B. 初期　　　　　C. 恢复期

D. 缓解期　　　　　E. 后遗症期

61. 此病的后遗症是

A. 枕秃　　　　　　B. 蛙状腹　　　　C. 骨骼畸形

D. 语言落后　　　　E. 肌肉韧带松弛

62. 后遗症常发生的年龄在

A. 6 个月以后　　　B. 1 岁以后　　　C. 1 岁半以后

D. 2 岁以后　　　　E. 3 岁以后

63. 对患儿家长进行健康指导时,不正确的是

A. 供给维生素 D 及含钙丰富饮食

B. 介绍佝偻病病因及预防方法

C. 多让患儿作俯卧位抬头展胸运动

D. 肌内注射维生素 D_3 后,3 个月后改预防量

E. 肌内注射维生素 D_3 后,应立即用预防量

（64～66 题基于以下题干）

患儿 8 个月,在公园晒太阳时突然发生两眼上翻,面肌及四肢抽动,神志不清。

64. 该患儿诊断首先考虑

A. 气管异物　　　　B. 痉挛性喉炎　　　　C. 病毒性脑炎

D. 手足搐搦症　　　　E. 中毒性心肺炎

65. 首优的护理诊断为

A. 知识缺乏　　　　B. 有外伤的危险　　　　C. 有窒息的危险

D. 有感染的危险　　　　E. 营养失调:低于机体需要量

66. 对该患儿应采取的护理措施为

A. 氧气吸入

B. 遵医嘱止惊及补钙

C. 保证呼吸道通畅,防止窒息

D. 抽搐时注意保护好患儿,防止受伤

E. 以上均是

（谢玲莉）

第七章 消化系统疾病患儿的护理

一、实训指导

实训 7-1 腹泻病患儿的护理

【实训目的】

1. 掌握腹泻病患儿的护理评估及护理措施。
2. 在临床见习中表现出认真、负责的态度,对患儿同情、爱护和关心。

【实训前准备】

1. 联系见习医院,与患儿及家长沟通并做好准备。
2. 准备腹泻病的多媒体资料(录像、VCD 或课件)、临床病例。
3. 学生应准备护士服、帽子、口罩、听诊器。

【实训方法】

(一)临床见习(医院儿科病房)

1. 集中由带教老师讲述后分组,每 4 ~ 6 人为一组,在学校老师和医院带教老师指导下对腹泻病患儿进行护理评估。
2. 各小组将收集到的腹泻病患儿资料整理后讨论,并做出护理诊断,制订护理计划。
3. 每位学生写出实践报告,交老师批阅。

(二)观看录像或临床实例分析(护理模拟示教室)

若无条件去医院病房见习,可组织学生在护理模拟示教室观看"腹泻病"录像或讨论病例。

患儿 10 个月,因"呕吐、腹泻 3 天"入院。3 天前患儿开始流涕、低热(T 37.5℃),继之呕吐胃内容物,大便 10 余次 / 日,为黄色蛋花汤样,有少许黏液,无脓血。1 天前吐泻加重,出现烦躁、尿少,急诊入院。

体格检查:T 39℃,P 135 次 / 分,R 42 次 / 分,W 7.5kg,精神委靡,皮肤黏膜极干,前囟眼窝深陷,哭时无泪,口唇樱红,咽不红,颈软,呼吸深快,双肺呼吸音清,心率 135 次 / 分,律齐,心音低钝,腹胀,肝脾不大,肠鸣音减弱,四肢末端皮肤花纹状,臀部皮肤潮红,少许皮疹,肌张力下降,膝腱反射未引出。

思考题:

(1)结合患儿临床表现判断患儿在水、电解质和酸碱平衡方面存在的紊乱情况。

(2)请写出患儿入院后的主要护理诊断。

(3)在评估时发现患儿有轻度臀红,请给予臀部护理。

(4)患儿入院后第 3 天,经补液后脱水纠正,现在出现四肢抽搐,患儿目前可能出现了什么情况?

二、学习指导

【学习小结】

(一) 儿童消化系统解剖生理特点

婴儿 3～4 个月时唾液分泌逐渐增多,5～6 个月时更为显著,但由于口底浅,尚不能及时吞咽,故常出现生理性流涎。婴儿胃呈水平位,贲门较松,幽门括约肌较紧,常发生胃肠逆向蠕动,加上吸吮时常吸入过多空气,故易发生溢乳和呕吐。早产儿胃排空慢,易发生胃潴留。年龄越小肝脏相对越大,婴幼儿在右肋缘下 1～2cm 可触及,柔软,无压痛,6 岁后肋缘下不能触及。由于儿童肠系膜相对较长且活动度大,易发生肠扭转和肠套叠。

(二) 口炎患儿的护理

常见口炎的临床特点及护理措施

	疱疹性口腔炎	溃疡性口腔炎	鹅口疮
病因	单纯疱疹病毒	链球菌、金黄色葡萄球菌、肺炎链球菌	白色念珠菌
易感者	1～3 岁多见、可致小流行	婴幼儿、机体抵抗力降低、口腔不洁	新生儿、营养不良、腹泻、长期使用广谱抗生素或激素的患儿
临床表现	局部:齿龈红肿、口腔黏膜散在的小水疱,破溃形成溃疡,上面覆盖黄白色纤维素性分泌物,病程 1～2 周 全身:拒食、流涎、哭闹、烦躁、发热颌下淋巴结肿大	局部:口腔黏膜充血、水肿,继而形成浅溃疡,散在或融合成片,表面形成灰白色假膜,易拭去,但遗留溢血的创面	局部:口腔黏膜出现白色乳凝块样物,不易擦去,不痛、不流涎 一般无全身症状
护理措施	①饮食护理:以高能量、高蛋白、含丰富维生素的温凉的流质或半流质饮食为宜,避免酸、咸、辣、热、粗、硬等刺激性的食物。疼痛严重者在进食前局部涂 2% 利多卡因。②保持口腔清洁:用 3% 过氧化氢溶液或 0.1% 利凡诺溶液清洗溃疡面;鹅口疮可用 2% 的碳酸氢钠溶液清洗,以饭后 1 小时清洗为宜。③正确涂药:局部涂 2.5%～5% 金霉素鱼肝油、锡类散等。清洗口腔后将纱布或干棉球垫于颊黏膜腮腺管口或舌系带两侧,用干棉球吸干病变表面水分,按医嘱涂药并让患儿闭口 10 分钟,取出纱布或棉球,嘱勿立即漱口、饮水或进食		

(三) 腹泻病患儿的护理

儿童腹泻或称腹泻病,是由多病因、多因素引起的以大便次数增多、性状改变为特征的儿科常见病。严重者可出现脱水和电解质紊乱及全身中毒症状。腹泻病多见于婴幼儿,夏、秋季发病率最高。根据病因分为:感染性腹泻和非感染性腹泻。根据病程分为:急性腹泻(病程在 2 周以内)、迁延性腹泻(病程在 2 周至 2 个月)和慢性腹泻(病程在 2 个月以上)。根据病情分为:轻型腹泻(无脱水及中毒症状)和重型腹泻(重度脱水或有明显中毒症状)。轻型腹泻多为肠道外感染,由饮食、气候等因素引起;中、重型腹泻多为肠道内感染引起。腹泻病患儿的护理措施如下:

1. **调整饮食** 母乳喂养者可继续母乳喂养,暂停辅食,缩短每次喂乳时间,少量多次喂哺。人工喂养儿可喂米汤、酸奶、脱脂奶等,待腹泻次数减少后,给予流质或半流质饮食如稀粥、面条等。严重呕吐者,可暂时禁食4～6小时(不禁水),待好转后继续喂食。饮食恢复由少到多、由稀到稠,逐渐恢复到平时饮食。

2. **维持皮肤完整性** 及时更换尿布,避免使用塑料布包裹,每次便后用温水清洗臀部,蘸干,保持会阴部及肛周皮肤清洁、干燥。局部皮肤发红处涂以5%鞣酸软膏或40%氧化锌油;有渗出或溃疡者,可采用暴露法或灯光照射,每次照射20～30分钟,每日2～3次,照射后局部涂以药膏,照射时应注意避免烫伤。

3. **观察病情** 注意观察不同程度和不同性质脱水的表现,有无代谢性酸中毒、低钾血症、低钙和低镁血症。血清钾浓度 <3.5mmol/L 时称低钾血症,主要表现为神经、肌肉兴奋性降低,精神委靡,腱反射减弱或消失,腹胀,肠鸣音减弱甚至肠麻痹,心音低钝,心律失常等。心电图示 T 波增宽、低平或倒置,ST 段下降,出现 U 波等心电图改变。

4. **控制感染** 遵医嘱应用抗生素控制感染,防止交叉感染。病毒性肠炎以饮食疗法和支持疗法为主,一般不用抗生素。

5. **体液不足的护理** 参见液体疗法的护理部分。

(四) 儿童液体疗法及护理

液体疗法目的是通过补充不同种类的液体,以纠正脱水、电解质和酸碱平衡紊乱,恢复机体的正常生理功能。常用的非电解质溶液有5% 葡萄糖溶液和10% 葡萄糖溶液,主要供给水分和供应部分热量;常用的电解质溶液有 0.9% 氯化钠溶液 (生理盐水)、5% 碳酸氢钠和 10% 氯化钾溶液,主要用于补充损失的液体、电解质和纠正酸、碱失衡。补钾时应注意见尿补钾,绝对不可直接静脉推注,静脉滴注时钾的浓度不超过 0.3%,时间不短于 8 小时,每日补钾总量为 200～300ml/kg。常用的混合液有 2:1 液(等张)、2:3:1 液(1/2 张)、4:3:2 液 (2/3 张)、1:4 液(1/5),临床分别用于低渗或重度脱水、轻中度等渗脱水、中度低渗脱水、生理需要。口服补液适用于能口服的轻中度脱水、无明显呕吐的患儿,累积损失量按轻度脱水补液总量为 50～80ml/kg,中度脱水为 80～100ml/kg。2 岁以下的患儿每 1～2 分钟口服 5ml,年长儿用杯子少量多次直接饮用,若患儿呕吐可停 10 分钟后再慢慢喂服,每 2～3 分钟口服 5ml;若患儿出现眼睑水肿,应停止服用 ORS 液,改服白开水,新生儿慎用或不用。静脉补液适用于严重呕吐及腹泻伴中、重度脱水患儿。补液总量包括补充累积损失量、继续损失量及供给生理需要量三个方面。首先确定补液总量、性质和速度。①定量:婴幼儿轻度脱水应补液 <50ml/kg,中度脱水补 50～100ml/kg,重度脱水补 100～120ml/kg。②定性:低渗脱水补 2/3 张或等张含钠液;等渗脱水补 1/2 张或 2/3 张含钠液;高渗脱水补 1/3 张或 1/4 张含钠液。③定速:原则上先快后慢。累积损失量应在 8～12 小时内补足,滴速约为每小时 8～10ml/kg。重度脱水或有周围循环衰竭者应首先静脉推注或静脉快速滴入 2:1 等张含钠液 20ml/kg,总量不超过 300ml,于 30～60 分钟内静脉输入。继续损失量和生理需要量在余后的 12～16 小时内输入,滴速为每小时约 5ml/kg。以上三部分合计,第一天补液总量:轻度脱水约 90～120ml/kg;中度脱水约 120～150ml/kg;重度脱水约 150～180ml/kg。

(五) 选学内容简介

先天性巨结肠是由于直肠或结肠远端的肠管持续痉挛,粪便淤滞在近端结肠而引起肠管肥厚、扩张,导致胎便排出延迟、顽固性便秘和腹胀,长期可致营养不良、发育迟缓,是儿童较多见的先天性肠道畸形。目前认为本病是多基因遗传和环境因素共同作用的结果。可根据具体情况实施结肠造瘘术或根治术,特别是近年来应用腹腔镜辅助下巨结肠根治术越来越多。

腹外疝是由于腹内脏器或组织离开了原来的位置,经腹壁的薄弱点或缺损处向体表突出而成,典型症状是腹股沟及(或)阴囊有光滑、整齐、稍带弹性的可复性肿物,肿物嵌顿后可有肠梗阻或肠绞窄症状。常见有腹股沟斜疝、腹股沟直疝、股疝、切口疝、脐疝,几乎均需手术治疗。

课后习题

A1 型题

1. 婴儿易发生溢乳,其原因不包括

A. 胃呈水平位

B. 贲门括约肌发育不完善

C. 胃排空时间短

D. 常发生胃肠逆蠕动

E. 幽门括约肌较紧张

2. 引起儿童鹅口疮的病原体是

A. 腺病毒

B. 单纯疱疹病毒

C. 柯萨奇病毒

D. 金黄色葡萄球菌

E. 白色念珠菌

3. 引起儿童秋、冬季腹泻最常见的病原体是

A. 柯萨奇病毒

B. 白色念珠菌

C. 轮状病毒

D. 致病性大肠埃希菌

E. 腺病毒

4. 关于儿童腹泻病的治疗原则,不正确的是

A. 加强护理,防止并发症

B. 严格禁食

C. 对症治疗

D. 合理用药

E. 纠正水电解质紊乱

5. 有关鹅口疮患儿的口腔护理,正确的是

A. 3% 过氧化氢溶液清洗口腔

B. 0.1% 依沙吖啶溶液含漱

C. 2% 碳酸氢钠溶液清洗口腔

D. 2.5 % 金霉素鱼肝油涂患处

E. 5% 碳酸氢钠溶液清洗口腔

6. 下列属于等渗溶液的有

A. 5% 碳酸氢钠溶液

B. 1.4% 碳酸氢钠溶液

C. 11.2% 乳酸钠溶液

D. 10% 葡萄糖溶液

E. 口服补液盐溶液

7. 儿童腹泻导致中度脱水,第 1 天的补液总量为

A. 60 ~ 90ml/kg

B. 90 ~ 120ml/kg

C. 120 ~ 150ml/kg

D. 150 ~ 180ml/kg

E. 180 ~ 210ml/kg

8. 有关腹泻病出现低钾血症的原因,下列说法不正确的是

A. 腹泻导致排钾增多　　　　　　　　　　　B. 呕吐丢失钾

C. 酸中毒时易导致低钾　　　　　　　　　　D. 补液后钾随着尿液排出

E. 补液后血液稀释,血钾相对减少

A2 型题

9. 患儿 8 个月,因发热、哭闹、拒食 2 天入院。查体:体温 39℃,嘴角、齿龈可见散在的小水疱。该病原体最可能是

A. 白色念珠菌　　　　B. 埃可病毒　　　　　　C. 柯萨奇病毒

D. 金黄色葡萄球菌　　E. 单纯疱疹病毒

10. 患儿 1 个月,因家长发现其舌面有白色乳凝块样物 3 天入院,医生诊断为鹅口疮,给该患儿清洁口腔需用

A. 温开水　　　　　　B. 生理盐水　　　　　　C. 0.1%醋酸

D. 2%碳酸氢钠溶液　　E. 3%过氧化氢溶液

11. 宝宝 4 个月,体重 6kg,有湿疹,生后不久即开始腹泻,4～5 次／日,吃奶好,精神好,大便检查未见异常,应考虑为

A. 轻型腹泻病　　　　B. 迁延性腹泻　　　　　C. 生理性腹泻

D. 病毒性肠炎　　　　E. 真菌性肠炎

12. 患儿 10 个月,呕吐、腹泻 3 天,近 12 个小时无尿,体检发现:精神委靡,意识模糊,呼吸深快,面色苍白,前囟、眼窝极度凹陷,哭时无泪,皮肤弹性极差,脉细弱,四肢厥冷。首先给予的治疗为

A. 4∶2∶3 液 50ml/kg 静脉滴注

B. 1.4% 碳酸氢钠 40ml/kg 静推

C. 2∶1 等张含钠液 20ml/kg 快速静脉滴入

D. 3∶2∶1 液 40ml/kg 静脉滴注

E. 4∶3∶2 液 180ml/kg 静脉滴注

13. 患儿 8 个月,因腹泻 3 天入院,入院后经补液治疗已开始排尿,现需静脉补钾,其液体中钾的浓度不应超过

A. 0.3%　　　　B. 0.4%　　　　C. 0.5%　　　　D. 0.6%　　　　E. 0.7%

14. 患儿 8 个月,因腹泻 3 天入院。经补液治疗后已排尿,按医嘱继续输液 400ml,需加入 10% 氯化钾最多不应超过

A. 6ml　　　　B. 8ml　　　　C. 10ml　　　　D. 12ml　　　　E. 14ml

15. 患儿 11 个月,因呕吐、腹泻 3 天入院,诊断为腹泻病伴中度脱水,经补液、脱水基本纠正,现患儿出现精神委靡,腹胀,心音低钝,腱反射减弱,应考虑为

A. 低钠血症　　　　　B. 低钾血症　　　　　　C. 低钙血症

D. 低血糖症　　　　　E. 低镁血症

16. 患儿 9 个月,因腹泻伴脱水入院,经补液脱水和酸中毒已被纠正时,患儿突然发生惊厥,应首先考虑

A. 低钾血症　　　　　B. 低钠血症　　　　　　C. 低钙血症

D. 低镁血症　　　　　E. 低血糖症

17. 患儿 8 个月,呕吐腹泻 4 天入院。烦躁、口渴,前囟明显凹陷,口唇黏膜干燥,皮肤弹性差,尿量明显减少,血清钠 135mmol/L。第 1 天补液宜用

    A. 2:1 等渗液   B. 2:3:1 液   C. 4:3:2 液

    D. 口服补液盐   E. 生理盐水

18. 患儿 2 岁,发热 2 天后口角、舌面及齿龈处出现成簇小水疱,部分破溃成溃疡,颌下淋巴结肿大,咽充血,心肺正常。考虑该患儿可能是

    A. 鹅口疮   B. 疱疹性口腔炎   C. 溃疡性口腔炎

    D. 疱疹性咽峡炎   E. 咽结合膜热

19. 患儿 10 个月,因腹泻、呕吐 3 天入院。查体:体温 37.8℃,烦躁不安,皮肤黏膜干燥,前囟、眼窝明显凹陷。血清钠 140mmol/L,应考虑脱水程度和性质是

    A. 中度高渗性脱水   B. 中度低渗性脱水   C. 中度等渗性脱水

    D. 轻度等渗性脱水   E. 重度低渗性脱水

20. 患儿 4 个月,因腹泻 2 天入院,入院前呕吐 1 次,该患儿母乳喂养,其饮食护理正确的是

    A. 禁食 6 小时   B. 静脉补充营养

    C. 继续母乳喂养,暂停辅食   D. 改用牛奶进行喂养

    E. 无法进食者用鼻胃管喂养

21. 患儿 2 岁,因腹泻 3 天入院,伴口渴,尿少。查体:体温 37.8℃,皮肤黏膜干燥,眼窝明显凹陷。该患儿目前最主要的护理诊断是

    A. 体液不足

    B. 营养失调:低于机体需要量

    C. 体温过高

    D. 知识缺乏:家长缺乏疾病相关知识

    E. 有皮肤完整性受损的危险

22. 患儿 18 个月,因腹泻 3 天入院。护士查房时发现患儿呼吸深快,40 次/分,精神委靡,口唇呈樱红色,应考虑患儿可能是出现了

    A. 低钾血症   B. 呼吸性酸中毒   C. 代谢性酸中毒

    D. 呼吸性碱中毒   E. 代谢性碱中毒

23. 患儿 1 岁,因发热、腹泻 2 天入院,查体温 38.8℃,前囟眼窝稍凹陷,皮肤弹性稍差。有关该患儿的治疗,不正确的是

    A. 立即降温   B. 立即用止泻剂

    C. 口服 ORS 液纠正脱水   D. 给清淡易消化的流质饮食

    E. 口服肠黏膜保护剂

24. 患儿 10 个月,呕吐、腹泻 4 天,近 12 个小时无尿,查体:精神委靡,意识模糊,面色苍白,前囟、眼窝极度凹陷,哭时无泪,皮肤弹性极差,脉细弱,四肢厥冷。患儿目前是

    A. 低钾血症   B. 重度脱水   C. 代谢性酸中毒

    D. 轻型腹泻   E. 低血糖症

25. 患儿 12 个月,因呕吐、腹泻 3 天入院,诊断为腹泻病伴中度脱水,查血清钾 3.0 mmol/L。

根据医嘱要给患儿补钾,关于补钾的注意事项,不正确的是

 A. 见尿补钾   B. 静脉补钾浓度不超过 0.3%

 C. 立即静脉推注   D. 静脉补钾速度不能太快

 E. 每日补钾总量为 200～300ml/kg

26. 患儿 18 个月,平素体弱,经常患上呼吸道感染,容易腹泻,现腹泻 2 天伴高热,大便 7～8 次/天,呈暗绿色水样便,有黏液。引起患儿腹泻最可能的病原体是

 A. 腺病毒   B. 轮状病毒

 C. 致病性大肠埃希菌   D. 金黄色葡萄球菌

 E. 白色念珠菌

27. 患儿 5 个月,腹泻 2 天,伴有轻度脱水,遵医嘱给患儿口服 ORS 液,下列做法不正确的是

 A. 每 1～2 分钟口服 5ml

 B. 服用 ORS 液期间应让患儿停止喝白开水

 C. 如患儿出现眼睑水肿,应停止服用 ORS 液

 D. 如患儿腹胀则不宜服用 ORS 液

 E. 若患儿呕吐可停 10 分钟后再慢慢喂服

28. 患儿 12 个月,因腹泻 3 天入院。该患儿入院时重度脱水有明显周围循环障碍,早期扩容方法不正确的是

 A. 用 2:1 等张含钠液静脉滴注

 B. 用 3:2:1 液静脉滴注

 C. 补液量为 20ml/kg

 D. 液体总量不超过 300ml

 E. 总量应在 30～60 分钟内滴完

A3/A4 型题

(29～31 题基于以下题干)

患儿 6 个月,因呕吐、腹泻 3 天入院。烦躁,口渴,前囟明显凹陷,口唇黏膜干燥,皮肤弹性差,尿少,血清钠 135mmol/L。

29. 评估该患儿脱水的程度和性质可能是

 A. 轻度低渗性脱水 B. 轻度等渗性脱水   C. 中度低渗性脱水

 D. 中度等渗性脱水 E. 重度等渗性脱水

30. 判断该患儿低血钾标准是血清钾低于

 A. 1.5mmol/L   B. 2.5mmol/L   C. 3.5mmol/L

 D. 4.5mmol/L   E. 5.5mmol/L

31. 该患儿最容易发生的酸碱平衡紊乱是

 A. 混合性酸中毒   B. 代谢性酸中毒   C. 呼吸性酸中毒

 D. 代谢性碱中毒   E. 呼吸性碱中毒

(32～34 题基于以下题干)

患儿 6 个月,腹泻 2 天,大便稀水样,无黏液及脓血,每日 10 余次。近 1 天来高热 39.8℃,呕吐 2～3 次,一日无尿,哭无泪。入院查体:精神委靡,面色灰白,前囟、眼窝极凹陷,

皮肤弹性极差,四肢冰凉,心率 150 次 / 分,脉细弱。血钠 135mmol/L,血钾 3.5mmol/L,CO_2-CP 15mmol/L。

32. 该患儿脱水程度及性质是

A. 轻度低渗性脱水 　　B. 中度低渗性脱水 　　C. 中度等渗性脱水

D. 重度等渗性脱水 　　E. 轻度等渗性脱水

33. 首先应为患儿补充的液体是

A. 2 : 1 等张含钠液 　　B. 1/2 张含钠液 　　C. 2/3 张含钠液

D. 1/3 张含钠液 　　E. 1/4 张含钠液

34. 对患儿家长进行健康教育,不正确的是

A. 继续母乳喂养 　　B. 注意臀部护理 　　C. 注意消毒食具、尿布、玩具

D. 暂停辅食 　　E. 立即添加蛋黄

(35～37 题基于以下题干)

患儿 9 个月,呕吐、腹泻 3 天,尿量略少,皮肤弹性稍差,口唇微干,眼窝轻度凹陷。血清钠浓度为 140mmol/L。

35. 评估该患儿脱水程度为

A. 无脱水 　　B. 轻度脱水 　　C. 中度脱水

D. 重度脱水 　　E. 极重度脱水

36. 估计该患儿失水量约占其体重的

A. 4% 　　B. 8% 　　C. 10% 　　D. 12% 　　E. 14%

37. 给该患儿第 1 天补液总量应为

A. 90～120ml/kg 　　B. 120～150ml/kg 　　C. 150～180ml/kg

D. 180～200ml/kg 　　E. 200～220ml/kg

(38～40 题基于以下题干)

患儿 8 个月,因腹泻 3 天入院,医生诊断为腹泻病伴中度脱水,给予静脉补液等治疗。入院后 3 小时,患儿出现精神委靡,心音低钝,腹胀,肠鸣音减弱,膝腱反射未引出。考虑患儿可能出现了低钾血症。

38. 为明确诊断应立即进行的辅助检查是

A. 血生化 　　B. 大便常规 　　C. 血常规 　　D. 血气分析 　　E. 大便培养

39. 遵医嘱需为患儿补钾,目前临床上常用的钾溶液是

A. 0.15% 氯化钾溶液 　　B. 0.3% 氯化钾溶液

C. 5% 氯化钾溶液 　　D. 10% 或 15% 氯化钾溶液

E. 20% 氯化钾溶液

40. 静脉补钾时必须将上述氯化钾溶液稀释,稀释后浓度应为

A. 0.15% 以下 　　B. 0.15%～0.3% 　　C. 0.3% 以上

D. 3% 以下 　　E. 3% 以上

（张梅珍）

第八章 呼吸系统疾病患儿的护理

一、实训指导

实训 8-1 支气管肺炎、感染性喉炎患儿的护理

【目的及内容】

1. 掌握支气管肺炎、感染性喉炎患儿的护理评估及护理措施。
2. 在临床见习中表现出认真、负责的态度,对患儿同情、爱护和关心。

【实训前准备】

1. 联系见习医院,选择典型支气管肺炎病例、与患儿及家长沟通并做好准备。
2. 准备支气管肺炎感染性喉炎、多媒体资料(录像、VCD 或课件)、理实一体化教室备用物品准备(根据学校实训条件)、典型临床病例。
3. 学生预习典型支气管肺炎感染性喉炎、病例的复习提纲和相关教材内容。
4. 准备护士服、帽子、口罩、听诊器、实训指导书、实训报告。

【方法及要求】

(一)临床见习(医院儿科病房)

1. 集中由带教老师讲述,然后分成每 4 ~ 6 人为一组,在学校老师和医院带教老师指导下对急性支气管肺炎患儿进行护理评估。
2. 各小组将收集到的护理评估资料整理后讨论,提出护理诊断,并运用护理程序,制订护理计划。
3. 每位学生写出实训报告,交老师批阅。

(二)观看录像或临床实例分析(护理模拟示教室)

若无条件去医院病房见习,可组织学生在护理模拟示教室观看"支气管肺炎、急性感染性喉炎"录像或讨论病例。

1. 患儿 14 个月,因发热、咳嗽 5 天,拟诊为"急性支气管肺炎"入院。患儿 5 天前出现发热,体温 38 ~ 39℃,哭闹伴单声咳嗽,近日咳嗽加剧,喉有痰声,稍气急。起病以来吃奶少,大便稀黄,每天 3 ~ 4 次。

入院体检:体重 10.5kg,体温 39.0℃,呼吸 54 次/分,脉搏 140 次/分。阵发性烦躁,口周略有发绀,有轻度鼻翼扇动,心率 128 次/分,两肺可闻及中、细湿性啰音。腹软,肝肋下 1.5cm、质软。神经系统无异常。

辅助检查:血常规示 WBC $15 \times 10^9 / L$,N 0.76,L 0.24。X 线胸片显示:双肺下野中内侧带点片状阴影。

思考题:

(1)支气管肺炎有哪些主要表现?

(2)通过护理评估,请列出主要的护理诊断。

（3）制订相应的护理措施。

（4）患儿入院当日夜间,突然呼吸困难加重、极度烦躁。查体:鼻翼扇动、有三凹征,呼吸65次/分,心率达180次/分,心音低钝、奔马律,肝肋下3cm,质地软。患儿病情突然变化,提示发生了什么情况? 如何处理?

2. 患儿10个月,1天前开始发热,体温38.8℃,犬吠样咳嗽、声音嘶哑,烦躁不安,安静时有吸气性喉鸣音和三凹征,听诊双肺可闻及管状呼吸音,心率加快,诊断为"急性感染性喉炎"。

思考题:
（1）根据症状和体征,讨论喉梗阻分度。
（2）根据临床资料提出护理问题。
（3）制订相应的护理措施。

【课后评价与反思】

通过对支气管肺炎、急性感染性喉炎患儿的护理评估,制订护理措施,完成实训报告。并在实训报告中谈谈参加本次实训体会。

二、学习指导

【学习小结】

急性感染性喉炎是喉部黏膜急性弥漫性炎症,由病毒或细菌感染引起,大多发生在冬、春季节,婴幼儿多见。临床以犬吠样咳嗽、声音嘶哑、喉鸣和吸气性呼吸困难为特征,严重时可出现喉梗阻,若不及时抢救,可因窒息死亡。Ⅰ度喉梗阻仅于活动后出现吸气性喉鸣和呼吸困难;Ⅱ度喉梗阻在安静时有喉鸣和吸气性呼吸困难;Ⅲ度喉梗阻出现烦躁不安、口唇及指(趾)发绀,双眼圆睁,惊恐状,出汗;Ⅳ度喉梗阻渐显衰竭,昏睡状态或昏迷,呼吸三凹征可不明显,面色苍白发灰,呼吸音几乎消失,仅有气管传导音,可因窒息而死亡。主要的护理诊断有低效性呼吸型态、有窒息的危险。护理措施为保持气道通畅,按医嘱应用糖皮质激素,控制感染,必要时气管切开,注意喉梗阻窒息的观察和防治。

支气管肺炎是由于病毒和细菌等不同病原体或其他因素入侵呼吸道,引起支气管、肺泡的炎症。是发展中国家5岁以内儿童疾病死因之首,被卫生部列为儿童重点防治的四病之一。由于通气和换气功能障碍,导致低氧血症、二氧化碳潴留及毒血症,其共同作用引起循环系统、神经系统、消化系统等一系列病理生理变化。临床以发热、咳嗽、气促、呼吸困难和肺部固定湿性啰音为主要临床表现。重症肺炎除呼吸系统症状较重(气促、发绀、三凹征)外,可累及重要脏器。肺炎合并心力衰竭的表现:①呼吸突然加快,安静时>60次/分以上。②心率增快,安静时婴儿>180次/分,幼儿>160次/分。③突然极度烦躁不安,面色苍白或发灰,且明显发绀,指(趾)甲微循环再充盈时间延长。④肝脏短期内迅速增大,达肋下3cm以上。⑤心音低钝或有奔马律,颈静脉怒张。⑥尿少或无尿,颜面、眼睑或下肢水肿。X线提示肺纹理增粗,两肺中下野点片状阴影。

通过健康史、身体状况、心理-社会状况评估,支气管肺炎常见护理诊断/医护合作解决的问题有:清理呼吸道无效、气体交换受损、体温过高、潜在并发症。主要护理措施:①保持呼吸道通畅:湿化痰液、清除呼吸道分泌物、遵医嘱使用祛痰药。②给氧护理:主张低浓度、低流量、温湿化给氧为宜。常用给氧方法有鼻前庭给氧,其氧流量 0.5 ~ 1L/min,氧浓度不超过 40%;面罩给氧的氧流量 2 ~ 4L/min,氧浓度 50% ~ 60%。③潜在并发症的观察:观察呼吸、心率、肝脏的变化,及早发现、及时处理心力衰竭;观察神志、前囟、瞳孔的变化及肌张力改变,以防发生中毒性脑病;观察有无腹胀、肠鸣音减弱或消失,是否有呕吐咖啡样物,便血等,以防发生中毒性肠麻痹、消化道出血;观察呼吸困难、发绀症状,如突然加重,肺部听诊呼吸音减弱或消失,提示并发脓胸或脓气胸。④健康教育:住院期间向家长讲解肺炎的护理要点,如患儿正确舒适的体位、协助排痰方法等;喂养时应少食多餐、避免呛咳;向家长强调预防本病的关键是增强体质,尤其是加强呼吸运动锻炼,提高对气温变化的适应能力。

课后习题

A1 型题

1. 急性上呼吸道感染的部位,不包括

A. 鼻　　　　　　B. 鼻窦　　　　　　C. 咽　　　　　　D. 喉　　　　　　E. 气管

2. 支气管肺炎常见的病原体是

A. 肺炎支原体　　　　B. 衣原体　　　　C. 肺炎链球菌

D. 病毒　　　　　　E. 军团菌

3. 重症肺炎患儿的表现,不符的是

A. 休克　　　　　　B. 心力衰竭　　　　C. 脑水肿

D. 哮喘持续状态　　E. 中毒性肠麻痹

4. 肺炎患儿常见的护理诊断,应除外

A. 活动无耐力　　　B. 气体交换受损　　C. 清理呼吸道无效

D. 体温过高　　　　E. 潜在并发症

5. 急性肺炎的病程是指

A. < 1 个月　　　　B. < 1 ~ 2 个月　　C. < 2 ~ 3 个月

D. < 3 ~ 4 个月　　E. < 4 ~ 5 个月

6. 轻、重型肺炎的主要区别是

A. 高热持续不退　　B. 剧烈咳嗽、咳痰　　C. 进行性呼吸困难

D. 累及其他系统　　E. X 线见融合病灶

7. 婴幼儿肺炎给氧方式常选择

A. 鼻导管给氧法　　B. 头罩给氧法　　　C. 面罩给氧法

D. 氧帐给氧法　　　E. 人工辅助呼吸

A2 型题

8. 患儿 1 岁,3 天前因受凉出现发热、咳嗽、喘憋。查体:T 37.5℃,呼吸 58 次 / 分,心率 140 次 / 分,口周发绀,鼻翼扇动,肺部听诊有中量湿啰音,护士首先为患儿插鼻导管吸氧,给予的氧流量是

A. 0.5 ~ 1L/min　　　B. 1.5 ~ 2L/min　　C. 2 ~ 3L/min

D. 3 ~ 4L/min　　　　E. 4L/min 以上

9. 患儿 1 岁,3 天前因受凉出现发热、咳嗽、食欲减退,查体:T 39.5℃,呼吸 72 次 / 分,心率 160 次 / 分,口周发绀,鼻翼扇动,腹部听诊肠鸣音消失,护士考虑该患儿最有可能发生了

    A. 低钾血症　　　　　　B. 低钠血症　　　　　　C. 坏死性小肠炎

    D. 消化功能紊乱　　　　E. 中毒性肠麻痹

10. 患儿 2 岁,1 天前出现发热、声音嘶哑、喉鸣和吸气性呼吸困难,双肺可闻及管状呼吸音,心率加快,护士考虑该患儿最有可能发生了

    A. 喘气性肺炎　　　　　　　　　　B. 支气管哮喘

    C. 急性感染性喉炎　　　　　　　　D. 支气管肺炎合并心衰

    E. 腺病毒性肺炎合并心衰

11. 患儿 1 岁,已诊断为肺炎,今日突然出现烦躁不安,呼吸困难,发绀,呼吸 65 次 / 分,心率 160 次 / 分,右肺叩诊鼓音,听诊呼吸音减低,肝肋下 2.5cm,X 线示纵隔向左移位,护士判断该患儿最有可能发生了

    A. 脓胸　　　　　　　　B. 肺不张　　　　　　　C. 心力衰竭

    D. 张力性气胸　　　　　E. 支气管异物

12. 患儿 5 个月,体温 37.9℃,呛奶,咳嗽有痰,咳不出,出现面色发绀,呼吸急促,双肺可闻及散在的干、湿啰音。该患儿目前最需要解决的护理问题是

    A. 营养失调　　　　　　B. 体液不足　　　　　　C. 气体交换受损

    D. 清理呼吸道无效　　　E. 低效性呼吸型态

13. 患儿 8 岁,发热、咳嗽、咳痰 6 天。查体:T.38.2℃,呼吸 24 次 / 分,肺部听诊有少量湿啰音。痰液黏稠,不易咳出,该患儿主要的护理措施是

    A. 立即物理降温　　　　　　　　　B. 指导有效的咳嗽技巧

    C. 给予适量止咳药　　　　　　　　D. 定时超声雾化吸入

    E. 室内湿度应保持40%

14. 患儿 4 岁,诊断支气管肺炎,入院后突然出现烦躁不安,呼吸困难,面色苍白,呼吸 60 次 / 分,脉搏 190 次 / 分,听诊双肺闻及大量水泡音,心音低钝,律齐,可闻及奔马律,肝脏肋下 3cm,该儿童可能合并了

    A. 心肌炎　　　　　　　B. 中毒性脑病　　　　　C. 脓胸

    D. 心力衰竭　　　　　　E. 脓气胸

15. 患儿 2 岁,已确诊为肺炎,现有明显的缺氧症状,使用面罩给氧时,应给予吸入的氧流量和氧浓度为

    A. 1L/min,30%　　　　B. 2L/min,25%　　　　C. 2L/min,30%

    D. 3L/min,40%　　　　E. 3L/min,50%

16. 患儿 10 个月,1 天前出现发热、犬吠样咳嗽、声音嘶哑、烦躁,安静时有喉鸣和三凹征,双肺可闻及管状呼吸音,诊断为急性喉梗阻,其喉梗阻程度为

    A. Ⅰ度　　　　B. Ⅱ度　　　　C. Ⅲ度　　　　D. Ⅳ度　　　　E. Ⅴ度

17. 患儿 5 个月,发热、咳嗽 2 天,体温 39.5℃,呼吸 35 次 / 分,心率 150 次 / 分。该患儿首选的护理诊断是

    A. 营养缺乏　　　　　　B. 体温过高　　　　　　C. 体液不足

    D. 气体交换受损　　　　E. 清理呼吸道无效

18. 患儿 4 岁,体温 38℃,咳嗽,食欲缺乏,诊断为上呼吸道感染。应为该患儿提供的饮食是

    A. 低维生素饮食   B. 半流质饮食   C. 无渣饮食

    D. 低热量饮食   E. 低蛋白质饮食

19. 患儿 11 个月,发热、咳嗽、气促 3 天。体检:T 38.5℃,P 130 次 / 分,R 35 次 / 分,两肺有散在细湿啰音,肝肋下未及。应考虑为

    A. 轻症支气管肺炎   B. 重症支气管肺炎   C. 慢性肺炎

    D. 迁移性肺炎   E. 大叶性肺炎

20. 患儿 2 岁,肺炎合并心力衰竭,入院后给予洋地黄药等治疗,用药 3 天患儿出现恶心、呕吐,心率 75 次 / 分,应考虑

    A. 心力衰竭加重   B. 合并消化不良   C. 低血钾表现

    D. 用药后胃肠道反应   E. 洋地黄中毒

21. 患儿 2 岁,2 天前受凉后出现发热、犬吠样咳嗽、声音嘶哑、烦躁,安静时有吸气喉鸣和三凹征,双肺可闻及喉传导音和管状呼吸音,诊断为急性喉梗阻。此时,护士应提出的首优护理诊断是

    A. 体温过高   B. 体液不足   C. 低效性呼吸型态

    D. 气体交换受损   E. 清理呼吸道无效

22. 患儿 1 岁半,高热、咳嗽、发绀、惊厥、昏迷,双肺满布细湿啰音,心率 180 次 / 分,肝右肋下 3cm,立即给予以下处理,其中不妥的是

    A. 毛花苷 C(西地兰)   B. 酚妥拉明   C. 地塞米松

    D. 甘露醇   E. 呋塞米(速尿)

23. 患儿 1 岁,发热、咳嗽 3 天,一般状态好,双肺闻及散在细湿啰音,白细胞 $14 \times 10^9/L$,N 0.80,L 0.20,X 线片示两下肺散在斑片影,其初步的临床诊断应为

    A. 支气管炎   B. 腺病毒性肺炎   C. 呼吸衰竭

    D. 呼吸道不通畅   E. 支气管肺炎

24. 患儿 5 岁,肺炎合并心力衰竭,突然咳粉红色泡沫痰,下列处理正确的是

    A. 加大氧气流量   B. 间歇吸氧

    C. 吸入 20% ~ 30% 乙醇湿化的氧气   D. 持续高流量给氧

    E. 以上都正确

25. 患儿 7 岁,发热、咳嗽 6 天。痰液黏稠,不易咳出。体温 38℃,呼吸 24 次 / 分,肺部有少量细湿啰音。该患儿的主要护理措施是

    A. 立即物理降温   B. 给予适量止咳药   C. 室内湿度应保持在 40%

    D. 嘱患儿勿进食过饱   E. 定时雾化吸入、排痰

26. 患儿 8 个月,5 天来频咳,喘憋,持续高热。查体:体温 39.5℃,精神委靡,嗜睡与烦躁交替,口周发绀,两肺呼吸音粗,可闻少量干啰音,X 线胸片可见右下肺大片状阴影。临床诊断考虑为

    A. 腺病毒性肺炎   B. 肺炎支原体肺炎   C. 金黄色葡萄球菌肺炎

    D. 呼吸道合胞体肺炎   E. 急性支气管炎

27. 患儿 6 个月,3 天来高热,咳嗽,时有呕吐,大便稀,3 ~ 4 次 / 日,查体:烦躁不安,气促,

面色苍白,皮肤可见猩红热样皮疹,两肺可闻中、小湿啰音。周围血 WBC 20×10^9/L。诊断为

    A. 腺病毒性肺炎   B. 肺炎支原体肺炎

    C. 金黄色葡萄球菌肺炎   D. 肺炎链球菌肺炎

    E. 呼吸道合胞病毒性肺炎

A3/A4 型题

(28～30 题基于以下题干)

患儿 11 个月,因发热、流涕 1 天来院就诊。查体:T 39℃,咽充血,两肺呼吸音粗糙。血常规:白细胞 11×10^9/L,中性粒细胞 0.46,淋巴细胞 0.54。临床诊断为急性上呼吸道感染。

28. 以下处理不妥的是

    A. 采用温水擦浴等物理降温   B. 卧床休息

    C. 多饮水   D. 观察体温

    E. 首选抗生素

29. 该患儿在诊治时,突然出现惊厥,提示可能合并

    A. 化脓性脑膜炎   B. 中毒性脑病   C. 低钙惊厥

    D. 高热惊厥   E. 病毒性脑膜炎

30. 该患儿在门诊处理后,护士给予家长健康指导,以下不妥的是

    A. 给予营养丰富、易消化的流质或半流质

    B. 多进行室外的活动,以增强抵抗力

    C. 按医嘱用药

    D. 注意观察病情变化,必要时复诊

    E. 保持室内空气清新和合适的温湿度

(31～33 题基于以下题干)

7 个月患儿,发热、咳嗽 2 天,以"肺炎"收入院。入院第 2 天,突然烦躁不安、呼吸急促、发绀。查体:体温 38℃,呼吸 70 次/分,心率 186 次/分,心音低钝,两肺细湿啰音增多,肝肋下 3.5cm。

31. 该患儿治疗措施最关键的是

    A. 大剂量使用镇静剂   B. 间断吸氧

    C. 使用利尿剂   D. 使用快速洋地黄制剂

    E. 吸痰以清理呼吸道

32. 此时给予的护理操作,不妥的是

    A. 监测患儿生命体征   B. 减慢输液速度

    C. 及时给氧气吸入   D. 给患儿做体位引流以帮助排痰

    E. 设法让患儿安静

33. 观察心力衰竭缓解的指标,应除外

    A. 烦躁不安是否缓解   B. 呼吸频率是否减慢

    C. 呼吸困难是否缓解   D. 心率是否减慢

    E. 体温是否恢复正常

(34～36 题基于以下题干)

患儿 10 个月,以发热、咳嗽、气促就诊,体检:体温 40.1℃,呼吸 50 次/分,心率 150 次/

分,两肺有细湿啰音。诊断为肺炎。

34. 应对该患儿立即采取的护理措施是

A. 调节病室内温湿度　　B. 取舒适的平卧体位　　　C. 进行雾化吸入

D. 进行物理降温　　　　E. 翻身、拍背、吸痰

35. 对家长指导特别重要的是

A. 介绍肺炎的病因　　　　　　　　　　　　B. 指导合理喂养

C. 说明保持患儿安静的重要性　　　　　　　D. 讲解肺炎的预防

E. 示范帮助患儿

36. 护理中护士应重点观察

A. 体温变化　　　　　B. 脉搏频率　　　　　C. 进食量

D. 咳嗽轻重　　　　　E. 有无发绀

(37~38 题基于以下题干)

患儿 1 岁 6 个月,咳嗽 3 天,发热 1 天,痰多气促,右下肺闻及少量细湿啰音,诊断为支气管肺炎。

37. 有关气管与支气管特点,下列叙述不符的是

A. 气管与支气管管腔相对较宽　　　　　　B. 软骨弹性组织缺乏

C. 纤毛运动差　　　　　　　　　　　　　D. 黏膜柔嫩,血管丰富

E. 右支气管粗短

38. 若该患儿并发了心力衰竭,主要是由于

A. 体循环充血和高血压　　　　　　　　　B. 肺动脉高压和中毒性心肌炎

C. 心率过快　　　　　　　　　　　　　　D. 末梢循环衰竭和心肌间质水肿

E. 弥散性血管内凝血

(39~40 题基于以下题干)

患儿 7 岁,发热、咳嗽 6 天。痰液黏稠,不易咳出。体温 38℃,呼吸 24 次/分,肺部有少量细湿啰音。诊断为肺炎。

39. 该患儿的主要护理措施是

A. 立即物理降温　　　　　　　　　　　　B. 给予适量止咳药

C. 室内湿度应保持 40%　　　　　　　　　D. 嘱患儿勿进食过饱

E. 定时雾化吸入、排痰

40. 该患儿住院期间护士应重点观察

A. 睡眠状况　　　　　B. 进食多少　　　　　C. 大小便次数

D. 咳嗽频率及轻重　　E. 呼吸、脉搏的变化

(李美珍)

第九章 循环系统疾病患儿的护理

一、实训指导

实训 9-1 先天性心脏病患儿的护理

【目的及内容】

1. 掌握先天性心脏病患儿的护理、评估及护理措施。
2. 在临床见习中表现出认真、负责的态度,对患儿同情、爱护和关心。

【实训前准备】

1. 联系见习医院,选择典型先天性心脏病病例,与患儿及家长沟通并做好准备。
2. 准备先天性心脏病多媒体资料(录像、VCD或课件)、典型临床先天性心脏病病例。
3. 学生应预习先天性心脏病相关内容;准备护士服、帽子、口罩、听诊器、实训指导书、实训报告。

【方法及要求】

(一)临床见习(医院儿科病房)

1. 集中由带教老师讲述后分组,每4~6人为一组,在学校老师和医院带教老师指导下对先天性心脏病患儿进行护理评估。
2. 各小组将收集到的护理评估资料整理后讨论,提出护理诊断,并运用护理程序,制订护理计划。
3. 每位学生写出实训报告,交老师批阅。

(二)观看录像或临床实例分析(护理模拟示教室)

若无条件去医院病房见习,可组织学生在护理模拟示教室观看"先天性心脏病"录像或案例讨论、角色扮演(情景模拟)。

1. 患儿3岁,因"发热、咳嗽3天",拟诊为"上呼吸道感染、先天性心脏病"入院。患儿生后2个月体检时发现有心脏杂音。平时哭闹时有口唇发绀,吃奶有间歇现象。体格较同龄儿童瘦小,活动少、易疲乏、出汗。无水肿、抽搐发作史。

入院查体:体重10kg,身高87kg,营养一般,神志清,查体合作。双肺听诊无异,心前区隆起,心尖搏动位于左第5肋间锁骨中线外0.5cm,心率102次/分,心律齐,胸骨左缘第3~4肋间可闻及广泛Ⅳ~Ⅴ级全收缩期喷射样杂音。腹软,肝肋下2cm,质软,无触痛,脾肋下未及,未见杵状指(趾)。

辅助检查:血常规WBC 5.3×10^9/L,N 0.33,L 0.57,红细胞 5.98×10^{12}/L,血红蛋白153g/L。X线胸片显示:双肺纹理增粗,心影中度增大,肺动脉段扩张。彩超提示:先天性心脏病,室间隔缺损。

思考题:

(1)先天性心脏病有哪些病因?如何分类?

（2）患儿入院时需进行哪几方面护理评估？提出主要的护理诊断／医护合作解决问题。

（3）通过一些护理措施，要达到的预期目标有哪些？

2. 患儿2岁，因"活动时突发昏厥，伴发绀及四肢抽搐"急诊入院。该患儿生后不久出现发绀，逐渐加重，哭闹后更明显，平时喜欢蹲踞。

体格检查：生长发育滞后，身材矮小，皮肤黏膜发绀，心前区隆起，胸骨左缘第3肋间可闻及Ⅱ级收缩期喷射性杂音，肺动脉区第二心音减弱（P_2），杵状指。

辅助检查：X线显示：右心室增大，肺动脉段凹陷，心尖上翘，呈"靴形心"，两肺纹理减少，透亮度增加。

初步诊断为：法洛四联症，脑缺氧发作。

思考题：

（1）患儿的护理诊断有哪些？

（2）对该患儿应如何护理？

【课后评价与反思】

通过对先天性心脏病患儿的护理评估，制订护理措施，完成实训报告。并在实训报告中谈谈参加本次实训体会。

二、学习指导

【学习小结】

（一）儿童循环系统解剖生理特点

心脏胚胎发育从胚胎2周开始形成原始心脏，4周后开始形成间隔，8周形成四腔心脏。心脏胚胎2～8周，是预防先天性心脏畸形发生的重要时期。正常胎儿血循环特点：①营养和气体交换是通过脐血管和胎盘与母体之间以弥散方式进行的。②胎儿体内循环血液，大多是动脉与静脉血混合，只是混合成分的比例不同，其中肝脏含氧量最高，脑、心和上肢次之，腹腔脏器和下肢含氧量最低。③胎儿时期左右循环系统都向全身供血，由于肺尚未建立呼吸，故只有体循环、几乎没有肺循环。④胎儿血液循环中有三个特殊通道，静脉导管、卵圆孔和动脉导管。生后随脐血管结扎，呼吸开始，建立了肺循环，三个特殊通道，从功能性关闭至解剖上闭合。

2岁以下婴幼儿心尖搏动在胸左侧第4肋间、锁骨中线外，3～7岁位于胸左侧第5肋间、锁骨中线处，7岁以后移至锁骨中线以内0.5～1cm。新生儿心率120～140次／分，1岁以内为110～130次／分。儿童年龄越小，心率越快，易受哭闹、活动、进食、发热或精神紧张影响。1岁以内婴儿血压为9.33～10.67kPa（70～90mmHg），2岁以后收缩压＝年龄×0.26+10.7kPa（年龄×2+80mmHg）；舒张压为收缩压的2/3。血压计袖带的宽度约为上臂长度的2/3，袖带过宽测得血压偏低，过窄测得血压偏高。

（二）常见先天性心脏病患儿的护理

临床常见的先天性心脏病有室间隔缺损、房间隔缺损、动脉导管未闭和法洛四联症等。法洛四联症由肺动脉狭窄、室间隔缺损、主动脉骑跨、右心室肥厚四种畸形组成。

常见先天性心脏病临床特点

分类	左向右分流			右向左分流
	室间隔后缺损	房间隔后缺损	动脉导管未闭	法洛四联症
症状	生长发育落后,活动后心悸、乏力、多汗,喂养困难,易患呼吸道感染,常发生充血性心力衰竭,晚期出现梗阻性肺动脉高压时有青紫			生后青紫,喜欢蹲踞,有杵状指(趾)。生长发育落后,可阵发性晕厥发作
杂音部位	3~4肋间	2~3肋间	2肋间	2~4肋间
杂音性质	全收缩期、粗糙	收缩期喷射性	连续性机器样	收缩期喷射性
肺动脉区第二心音	亢进	亢进、固定分裂	亢进	减弱
胸部X线心电图	肺充血、左右心室或右心室增大	肺充血、右心房和右心室内径增大	肺充血、左心室和左心房增大	肺血量减少,右心室肥厚,肺动脉凹陷,心影呈靴形

常见先天性心脏病目前均能手术治疗,手术时间一般选择学龄前期4~6岁较适宜。主要护理诊断有活动无耐力,生长迟缓,潜在并发症:肺炎、心内膜炎、心力衰竭、脑血栓等。护理措施为:①合理活动和休息。②满足营养,耐心哺喂。③保护性隔离,预防感染。④观察病情,及时发现和处理并发症。⑤心理护理和健康教育。

(三)病毒性心肌炎患儿的护理

病毒性心肌炎是病毒侵犯心脏所致,主要的病毒有柯萨奇病毒。多数病例在起病前1~2周或同时有上呼吸道感染或消化道感染的前驱病史。典型病例有疲乏、头晕、苍白、恶心、呕吐、气促、心悸和心前区不适等表现。查体可发现心脏扩大,第一心音低钝。病程早期血清肌酸激酶(CK)增高,心电图检查可有多导联 ST 段偏移和 T 波低平、双向或倒置、心律失常以室性期前收缩为多见。X 线检查心影正常或普遍扩大。主要的护理诊断及医护合作性问题有活动无耐力;潜在并发症:心力衰竭、心源性休克。主要的护理措施:①急性期应强调卧床休息,至少至热退后3~4周;恢复期避免剧烈活动,继续限制活动,一般总休息时间不少于6个月;有心力衰竭及心脏扩大者应绝对卧床休息,并延长卧床休息时间,直至心脏大小和心功能恢复正常后,减轻心脏负荷:保持安静,避免哭闹、情绪激动;控制静脉输液速度在5ml/(kg·h)内;避免饱餐、寒冷,用力排便等。②按医嘱给予心肌营养药,改善心肌代谢,促进心肌修复。③严密观察病情,及时发现和处理并发症。

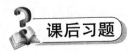
课后习题

A1 型题

1. 预防先天性心脏畸形发生的重要时期是

A. 胚胎第 2~8 周

B. 胚胎第 6~10 周

C. 胚胎第 8~12 周

D. 胚胎第 10~14 周

E. 胚胎第 12~16 周

2. 先天性心脏病病因环境因素中最重要的是

A. 孕母接触大量放射线　　　　　　　B. 孕母患代谢紊乱性疾病

C. 孕母宫内感染　　　　　　　　　　D. 孕母早期服药史

E. 孕母早期饮酒、吸食毒品

3. 80%动脉导管于生后几个月左右解剖性闭合

A. 1个月　　　B. 2个月　　　C. 3个月　　　D. 4个月　　　E. 5个月

4. 有关儿童血压的描述,错误的是

A. 年龄越小血压越低

B. 正常时舒张压为收缩压的2/3

C. 收缩压 =（年龄 ×2）+ 100（mmHg）

D. 正常时下肢血压较上肢高20（mmHg）

E. 测血压时袖带宽度以上臂长度的2/3为宜

5. 病毒性心肌炎急性期休息至

A. 热退后 1～2 周　　　B. 热退后 2～3 周　　　C. 热退后 3～4 周

D. 热退后 4～5 周　　　E. 热退后 5～6 周

6. 动脉导管未闭患儿出现差异性青紫,指的是

A. 头面部青紫　　　B. 左上肢青紫　　　C. 右上肢青紫

D. 上半身青紫　　　E. 下半身青紫

7. 常见的左向右分流型"先心病"患儿手术年龄一般为

A. 1 岁以内　　　B. 1～2 岁　　　C. 2～4 岁

D. 4～6 岁　　　E. 10～12 岁

8. 婴儿期正常的心率为

A. 80～100 次／分　　　B. 100～120 次／分　　　C. 110～130 次／分

D. 120～140 次／分　　　E. 130～150 次／分

A2 型题

9. 患儿 1 岁半,出生后反复呼吸道感染,生长发育落后于同龄儿,哭闹时常出现下半身青紫,胸骨左缘第 2 肋间有连续性机器样杂音,诊断为先天性心脏病——动脉导管未闭。下列说法不正确的是

A. 属于左向右分流型　　　　　　　　B. 属于青紫型

C. 属于潜伏青紫型　　　　　　　　　D. 主动脉血向肺动脉分流

E. 有周围血管征

10. 患儿 1 岁,生后 6 个月起逐渐出现青紫,哭闹后加重,胸骨左缘 2～4 肋间闻及Ⅲ级收缩期杂音,诊断为法洛四联症。其青紫程度主要取决于

A. 肺动脉狭窄程度　　　B. 主动脉骑跨　　　C. 房间隔缺损

D. 室间隔缺损　　　E. 贫血程度

11. 患儿 5 岁,护士测量其收缩压为 90mmHg,推算其舒张压应为

A. 40mmHg　　　B. 50mmHg　　　C. 60mmHg

D. 70mmHg　　　E. 80mmHg

12. 患儿 7 岁,平素乏力、气促、多汗,近 1 年来出现青紫。体检:营养发育差,胸骨左缘

第3~4肋间闻及响亮粗糙的收缩期杂音,肺动脉瓣区第二心音亢进。胸片显示左、右心室均大,以右心室增大为主。最可能的诊断是

  A. 法洛四联症   B. 肺动脉狭窄

  C. 房间隔缺损   D. 动脉导管未闭

  E. 艾森曼格综合征

13. 患儿3岁,平时乏力,活动后气促。体检:面色较苍白,胸骨左缘第3~4肋间闻及Ⅲ级收缩期杂音,经超声心动图检查确诊为室间隔缺损。有关其并发症,不常见的是

  A. 支气管肺炎   B. 肺水肿

  C. 心力衰竭   D. 亚急性细菌性心内膜炎

  E. 脑栓塞

14. 患儿6个月,先天性心脏病并发心力衰竭,现用强心苷药物治疗。应及时停用强心苷药物的情况是

  A. 尿量增多   B. 心动过缓   C. 肝脏回缩

  D. 水肿消退   E. 呼吸减弱

15. 患儿4岁,生后5个月起出现青紫,体格瘦小,有杵状指(趾),平时喜蹲踞,诊断为法洛四联症。现患儿突然脑缺氧发作,应采取的体位是

  A. 仰卧位   B. 平卧位   C. 半坐卧位

  D. 膝胸卧位   E. 侧卧位

16. 患儿8岁,体格瘦小,心前区闻及杂音,确诊为室间隔缺损,未接受手术治疗。现需拔牙,术前按医嘱用抗生素的主要目的是

  A. 防止发生肺炎   B. 防止发生上呼吸道感染

  C. 防止发生感染性心内膜炎   D. 防止发生脑炎

  E. 防止发生牙髓炎

17. 患儿4岁,室间隔缺损,病情较重,平时需用地高辛维持心功能。现患儿因上呼吸道感染诱发急性心力衰竭,按医嘱用毛花苷C(西地兰),患儿出现恶心,呕吐,视力模糊。此时应采取的措施是

  A. 调慢输液速度

  B. 给患儿吸入乙醇湿化的氧气

  C. 禁食以减轻胃肠道负担

  D. 密切观察患儿心率变化

  E. 暂停使用强心苷并通知医生

18. 患儿3个月,消瘦、多汗、气短,因肺炎住院治疗,体检中发现有心脏杂音,经X线、超声心动图等检查诊断为室间隔缺损。与室间隔缺损不符的是

  A. 可闻及胸骨左缘3~4肋间收缩期杂音

  B. 杵状指

  C. 小型缺损能自然关闭

  D. 护理中应避免过度激动和剧烈哭闹

  E. 常发生心力衰竭

19. 患儿2岁,体重10kg,以往体健,近期活动后有气促,易疲劳。查体:声音略嘶哑,胸

骨左缘 2 ~ 3 肋间收缩期杂音,超声心动图示房间隔缺损。下列护理措施中错误的是

    A. 动静适度   B. 必要时吸氧

    C. 必要时取半卧位   D. 输液速度为 25 滴 / 分

    E. 以上都是

20. 患儿 5 岁,患有动脉导管未闭,近日准备做扁桃体切除术,为预防术后感染所采取的主要措施是

    A. 术前换衣服、洗澡   B. 每次进食后漱口

    C. 不进行户外活动   D. 术前用青霉素

    E. 避免过劳

21. 患儿 3 岁,自 2 ~ 3 个月前出现活动后气促、乏力,常喜下蹲位,发绀,胸骨左缘 2 ~ 4 肋间闻及Ⅲ级收缩期杂音,可见杵状指。首先考虑

    A. 房间隔缺损   B. 动脉导管未闭   C. 法洛四联症

    D. 室间隔缺损   E. 右位心

22. 患儿 12 岁,诊断为法洛四联症。近 1 周发热、呕吐、左侧肢体瘫痪、颈项强直。患儿最可能并发

    A. 颅内出血   B. 脑栓塞   C. 脑肿瘤

    D. 化脓性脑膜炎   E. 以上均不是

23. 患儿 5 岁,自幼口唇发绀,生长发育落后,活动后喜蹲踞。今晨突然发生意识障碍,惊厥。该患儿可能发生了

    A. 颅内出血   B. 化脓性脑膜炎

    C. 高血压脑病   D. 法洛四联症脑缺氧发作

    E. 低血糖

24. 患儿 2 岁,平日食欲差,哭闹后有发绀,体格发育落后,胸骨左缘第 2 ~ 3 肋间闻及Ⅲ级柔和收缩期杂音。临床诊断:房间隔缺损。对该患儿饮食护理,不正确的是

    A. 供给适量蔬菜、水果

    B. 经常调换品种增进食欲

    C. 给富含蛋白质、维生素饮食

    D. 鼓励儿童每餐多进食以纠正营养失调

    E. 合并心衰时适当限制食盐摄入

25. 患儿 2 岁,出生时诊断为法洛四联症。近 3 天来患儿出现呕吐、腹泻。首选的护理措施是

    A. 按医嘱给予抗生素   B. 补充液体

    C. 吸氧   D. 卧床休息

    E. 禁食

26. 患儿 1 岁,消瘦,哭闹时发绀,平静后发绀消失。查体:胸骨左缘 2 ~ 3 肋间闻及Ⅲ级粗糙的收缩期杂音,肺动脉瓣区第二心音(P_2)亢进,并固定分裂。该患儿最可能的诊断是

    A. 房间隔缺损   B. 室间隔缺损

    C. 动脉导管未闭   D. 法洛四联症

    E. 肺动脉狭窄

27. 患儿 3 岁,发现心脏杂音,确诊"室间隔缺损"3 年。近日来发现患儿持续性发绀,该患儿可能出现

    A. 差异性青紫   B. 心力衰竭   C. 呼吸衰竭

    D. 艾森曼格综合征   E. 缺血缺氧性脑病

28. 患儿 18 个月,出生后即出现喂养困难,吸吮时气急。1 年来反复患肺炎 5 次。查体:生长发育落后,胸骨左缘 3～4 肋间闻及 Ⅲ～Ⅳ 级粗糙的 SM 杂音,肺动脉瓣区第二心音(P_2)亢进。心电图提示左、右心室肥大。可能的诊断是

    A. 房间隔缺损   B. 室间隔缺损   C. 动脉导管未闭

    D. 法洛四联症   E. 肺动脉狭窄

29. 患儿 11 个月,因生后哺乳困难,活动后气促,生长发育迟缓,诊断为先天性心脏病。以下护理措施不当的有

    A. 吃奶前吸氧

    B. 乳头孔宜小,避免呛咳

    C. 宜少量多餐

    D. 护理操作集中进行,减少不良刺激

    E. 避免哭闹

A3/A4 型题

(30～33 题基于以下题干)

患儿 3 岁,自幼发现心脏杂音,经常患肺炎。查体:胸骨左缘 3～4 肋间闻及 Ⅳ 级粗糙的收缩期杂音,肺动脉瓣区第二心音(P_2)亢进。心电图示左、右心室增大,X 线提示肺血增多。

30. 患儿初步诊断可能为

    A. 房间隔缺损   B. 室间隔缺损   C. 动脉导管未闭

    D. 法洛四联症   E. 肺动脉狭窄

31. 最常见的并发症是

    A. 脑出血   B. 脑栓塞   C. 呼吸衰竭

    D. 呼吸道感染   E. 心力衰竭

32. 患儿出现心力衰竭时,正确的饮食指导是

    A. 低脂饮食   B. 低盐饮食   C. 半流质

    D. 普通饮食   E. 无渣饮食

33. 预防心力衰竭,输液速度应控制在

    A. <3ml/(kg·h) 为宜   B. <5ml/(kg·h) 为宜

    C. <10ml/(kg·h) 为宜   D. <15ml/(kg·h) 为宜

    E. <20ml/(kg·h) 为宜

(34～37 题基于以下题干)

患儿 1 个月,生后发现心脏杂音,哭吵后,口周青紫。查体:胸骨左缘 1～2 肋间闻及 Ⅳ 级"机器样"杂音,周围血管征阳性。胸 X 线示肺血增多。

34. 最有可能的诊断为

    A. 房间隔缺损   B. 室间隔缺损   C. 动脉导管未闭

    D. 法洛四联症   E. 肺动脉狭窄

35. 首选的药物是
A. 抗生素　　　　　　B. 利尿剂　　　　　　C. 氧气吸入
D. 吲哚美辛　　　　　E. 血管扩张剂

36. 重要的护理措施是
A. 避免哭闹　　　　　B. 拍背、吸痰　　　　C. 雾化吸入
D. 增减衣服　　　　　E. 空气清新，环境安静

37. 最有可能的并发症是
A. 脑出血　　　　　　B. 脑栓塞　　　　　　C. 感染性细菌性心内膜炎
D. 呼吸道感染　　　　E. 脑脓肿

（38～40 题基于以下题干）

患儿自幼有持续性发绀，生长发育落后，杵状指。20 分钟前，活动时突然昏厥。查体：胸骨左缘 2～4 肋间闻及粗糙的收缩期杂音，肺动脉瓣区第二心音（P2）减弱。心电图示右心室增大，X 线提示肺血减少。

38. 该患儿的初步诊断是
A. 房间隔缺损　　　　B. 室间隔缺损　　　　C. 动脉导管未闭
D. 法洛四联症　　　　E. 肺动脉狭窄

39. 活动期间突然发生昏厥，可能发生了
A. 缺氧发作　　　　　B. 心力衰竭　　　　　C. 肺炎
D. 呼吸衰竭　　　　　E. 气胸

40. 此时应立即采取的体位是
A. 平卧位　　　　　　B. 半卧位　　　　　　C. 头高脚低位
D. 头低脚高位　　　　E. 膝胸卧位

（李美珍）

70

第十章 泌尿系统疾病患儿的护理

一、实训指导

实训10-1 急性肾小球肾炎、肾病综合征患儿的护理

【目的及内容】

1. 掌握急性肾小球肾炎、肾病综合征患儿的护理评估及护理措施。
2. 在临床见习中表现出认真、负责的态度,对患儿同情、爱护和关心。

【实训前准备】

1. 联系见习医院,与患儿及家长沟通并做好准备。
2. 准备急性肾小球肾炎、肾病综合征多媒体资料(录像、VCD或课件)临床病例。
3. 学生应准备护士服、帽子、口罩、听诊器等。

【方法及要求】

(一) 临床见习(医院儿科病房)

1. 集中由带教老师讲述后分组,每4~6人为一组,在学校老师和医院带教老师指导下对急性肾小球肾炎、肾病综合征患儿进行护理评估。
2. 各小组将收集到的急性肾小球肾炎、肾病综合征患儿资料整理后讨论,并做出护理诊断,制订护理计划。
3. 每位学生写出实践报告,交老师批阅。

(二) 观看录像或临床实例分析(护理模拟示教室)

若无条件去医院病房见习,可组织学生在护理模拟示教室观看"急性肾小球肾炎、肾病综合征"录像或讨论病例。

1. 患儿8岁,因"眼睑水肿、尿少呈浓茶色3天"拟诊为"急性肾小球肾炎"入院。3周前患儿曾患脓疱疮。无发热、咳嗽、吐泻等症状。

体格检查:体温36℃,脉搏105次/分,呼吸25次/分,血压150/110mmHg。眼睑水肿,咽部不充血,心肺无异常发现,肝脾未触及,双下肢水肿,按压无凹陷。

辅助检查:尿红细胞++、蛋白+;血清补体C3降低、抗链球菌溶血素O增高。

思考题:

(1)根据临床资料提出护理问题。

(2)制订相应的护理措施。

2. 患儿4岁,因"全身水肿5天"拟诊为"肾病综合征"入院。

体格检查:体温37℃,脉搏90次/分,血压90/60mmHg。面色稍苍白,颜面水肿,心音稍低钝,双肺未见异常。腹部膨隆,腹壁静脉显见,肝脾未及,腹移动性浊音+,阴囊水肿发亮,双下肢重度凹陷性水肿。

辅助检查:尿蛋白定性+++;血清白蛋白15g/L,球蛋白22g/L,胆固醇9.2mmol/L;血电解

质、ASO、C3 正常；肝、肾功能正常。

思考题：

（1）根据临床资料提出护理问题。

（2）制订相应的护理措施。

【课后评价与反思】

通过对急性肾小球肾炎、肾病综合征患儿的护理评估，制订护理措施，请谈谈参加本次实训体会。

二、学习指导

【学习小结】

女婴尿道短，外口暴露且接近肛门，易受粪便污染；男婴常有包茎积垢，均可引起上行性细菌感染。婴儿肾脏发育尚未成熟，调节能力较弱，容易发生水、钠潴留。一般到 1～1.5 岁时达成人水平。不同年龄儿童每日尿量不同，少尿和无尿标准也不同。

急性肾小球肾炎是一组不同病因引起感染后免疫反应所致的急性弥漫性病变，其临床特点是水肿、少尿、血尿、高血压，重症者有严重循环充血、高血压脑病、急性肾衰竭等。治疗原则为降压、利尿、抗感染，护理措施主要针对体液过多的护理及并发症预防。急性肾小球肾炎是自限性疾病，早期休息非常重要，急性期一般卧床休息 2 周，待水肿消退、血压正常、肉眼血尿消失方可下床在室内轻微活动或户外散步，1～2 个月内宜限制活动量，3 个月内避免剧烈活动；当血沉正常、尿红细胞 <10 个 /HP 可以上学，但应避免体育活动。尿常规正常 3 个月后或 12 小时尿细胞计数（Addis 计数）正常后可恢复正常生活；同时注意观察并发症，注意儿童尿量改变，呼吸、心率变化。

肾病综合征是多种病因所致肾小球基底膜通透性增高，大量血浆蛋白由尿中丢失而导致的一种综合征，临床具有四大特点：①大量蛋白尿；②低蛋白血症；③高胆固醇血症；④不同程度的水肿。按其临床表现又分为单纯性和肾炎性肾病两型，其中以单纯性肾病多见。护理重点为预防感染，正确使用激素，注意观察治疗反应，预防疾病复发。预防复发应保证正确规范使用激素治疗，为家长讲解激素治疗对本病的重要性，使患儿及家长主动配合与坚持按计划用药，同时让患儿及家长知道感染是本病最常见的合并症及复发的诱因，因此，采取有效措施预防感染至关重要。

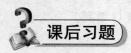 课后习题

A1 型题

1. 酸性尿液中，血尿颜色多为

A. 淡黄色 　　　　B. 深黄色 　　　　C. 浓茶水样

D. 洗肉水样 　　　　E. 鲜红色

2. 急性肾炎严重表现多发生在起病后

A. 1～2 周内 　　　　B. 3 周内 　　　　C. 4 周内

D. 6 周内   E. 8 周内

3. 急性肾炎患儿恢复上学标准是

A. 尿常规正常   B. 血压正常   C. 血沉正常

D. 阿迪计数正常   E. 血尿消失

4. 急性肾炎患儿早期护理措施,正确的是

A. 测血压 4 次 / 日、晨尿送检 1 次 / 日

B. 测血压 2 次 / 日、晨尿送检 2 次 / 周

C. 测血压 1 次 / 日、晨尿送检 1 次 / 日

D. 测血压 1 次 / 日、晨尿送检 2 天 1 次

E. 测血压 2 次 / 日,晨尿送检 1 次 / 周

5. 肾炎性肾病与单纯性肾病的主要区别是

A. 水肿更显著   B. 尿蛋白 ++ ~ ++++

C. 有血尿、高血压、氮质血症   D. 血胆固醇增加不明显

E. 血清蛋白降低不明显

6. 肾病综合征治疗首选药物是

A. 环磷酰胺   B. 苯丁酸氮芥   C. 吲哚美辛(消炎痛)

D. 双嘧达莫(潘生丁)   E. 泼尼松(强的松)

7. 儿童尿路感染最常见的感染途径是

A. 上行性感染   B. 血源性感染   C. 淋巴感染

D. 邻近组织蔓延   E. 外伤

A2 型题

8. 患儿 10 岁,因水肿 1 个月以肾病综合征收入住院。查体见患儿面部高度水肿,伴有腹水、阴囊积水。该患儿应采取的护理措施为

A. 严格禁止钠的摄入

B. 绝对卧床休息直至水肿消退

C. 保持皮肤湿润

D. 少翻身以免皮肤擦伤

E. 在肢体突出部位垫棉垫

9. 患儿 7 岁,因晨起眼睑水肿,尿液改变收入住院,医生拟诊为急性肾小球肾炎。急性肾小球肾炎的典型临床表现为

A. 水肿、少尿、高血压、蛋白尿

B. 水肿、少尿、血尿、高血压

C. 水肿、少尿、蛋白尿、血尿

D. 蛋白尿、氮质血症、高血压

E. 血尿、少尿、高血压、氮质血症

10. 患儿 10 岁,以急性肾炎收入院,目前血压 140/95mmHg,昨日尿量 300ml,今日主诉头痛、头晕、恶心、眼花,应考虑

A. 电解质紊乱   B. 颅内出血   C. 脑疝

D. 高血压脑病   E. 脑积水

11. 患儿 6 岁,因颜面水肿 2 周以"肾病综合征"收住院。现患儿阴囊皮肤薄而透明,水肿明显,对该患儿首优的护理措施是

    A. 绝对卧床休息   B. 高蛋白饮食

    C. 严格控制水的入量   D. 保持床铺清洁、柔软

    E. 用丁字带托起阴囊并保持干燥

12. 患儿 7 个月,近 2 日发热,在排尿时哭闹,尿液内有絮状物,略有臭味,初步诊断:尿路感染。为该患儿留取尿培养标本,正确的是

    A. 直接放置留尿器取中段尿

    B. 清洗会阴后,放置留尿器取尿

    C. 清洗会阴,并用乙醇消毒后取尿

    D. 30 分钟未取到尿须再次消毒

    E. 30 分钟内不能送检,标本须放冰箱里冷冻

13. 男孩 5 岁,因水肿半个月入院,检查见下肢轻度凹陷性水肿,BP 15/9kPa,尿蛋白 3.5g/24 小时,尿 RBC 15~25/HP,WBC 1~2/HP,血清总蛋白 48g/L,胆固醇 250mg,血沉 13mm/h,血清补体 C3 下降,其诊断可能是

    A. 急性肾炎   B. 慢性肾炎   C. 肾炎性肾病

    D. 肾盂肾炎   E. 单纯性肾病

14. 患儿 7 岁,水肿、肉眼血尿 3 天,气急不能平卧 1 天入院,查体:神清,眼睑、四肢水肿,R 40 次/分,听诊两肺背部少量水泡音,P 140 次/分,肝在肋下 2cm,BP 18.7/13.3kPa,尿常规:RBC+++,蛋白及管型少量。考虑诊断可能是

    A. 急性肾炎合并心力衰竭   B. 急性肾炎合并肾功能衰竭

    C. 慢性肾炎   D. 肾炎性肾病

    E. 以上均不是

15. 5 岁儿童,全身及阴囊水肿,BP 12.0/8.0kPa,24 小时尿蛋白定量 5g,用泼尼松 1.5~2mg/(kg·d),治疗 4 周尿蛋白仍有 3 克/24 小时。请问可揭示肾炎性肾病的检验是

    A. 血清总蛋白减少   B. 血清白蛋白减少

    C. 胆固醇升高   D. 血 γ-球蛋白增加

    E. 血 γ-球蛋白正常或增加

16. 患儿 8 岁,因水肿、尿少、血压升高以急性肾炎收入住院,请问引起患儿水肿的主要机制是

    A. 大量蛋白尿引起低蛋白血症

    B. 急性高血压引起急性心衰

    C. 急性醛固酮增多症引起水钠潴留

    D. 肾小球滤过率下降

    E. 全身毛细血管通透性增加

17. 患儿 8 岁,因晨起眼睑水肿 3 天,食欲缺乏 2 天,以急性肾小球肾炎收入住院。患儿需要饮食控制,无盐或低盐饮食要维持到

    A. 水肿消退,血压正常   B. 血沉正常

    C. 尿常规正常   D. Addis 计数正常

E. 肉眼血尿消失

18. 患儿5岁，因面部水肿、尿量减少4天，以单纯性肾病综合征收入住院。经过7天泼尼松治疗，水肿减轻。某指标下降说明病情好转，该指标是

    A. 尿糖　　　　　　　　B. 尿蛋白　　　　　　　　C. 血胆固醇

    D. 尿红细胞　　　　　　E. 尿白细胞

19. 患儿1岁，因发热2天，哭闹不安1天住院。入院后确诊为儿童尿路感染，可能的致病菌是

    A. 变形杆菌　　　　　　B. 大肠埃希菌　　　　　　C. 铜绿假单胞菌

    D. 产碱杆菌　　　　　　E. 肠链杆菌

20. 患儿8岁。因眼睑水肿、浓茶水样尿2天而就诊。患儿食欲差，进食量少，自觉乏力，门诊以急性肾炎收住院。目前患儿护理诊断，应除外

    A. 活动无耐力　　　　　B. 排尿异常　　　　　　　C. 体液过多

    D. 知识缺乏　　　　　　E. 焦虑

21. 患儿7岁，水肿、尿少、肉眼血尿3天。检查：BP 135/100mmHg，眼睑及下肢水肿。尿常规：尿蛋白++，红细胞满视野/高倍镜。考虑此患儿诊断是

    A. 急性肾小球肾炎　　　B. 慢性肾小球肾炎　　　　C. 肾炎性肾病

    D. 单纯性肾病　　　　　E. 肾盂肾炎

22. 患儿5岁，因肾病综合征入院，经用糖皮质激素治疗后，现病情稳定，准备出院，但激素还未减量，目前最重要的健康指导是

    A. 嘱咐家长按医嘱继续服激素，不能停药

    B. 嘱咐患儿要注意休息

    C. 嘱咐患儿不要到公共场所

    D. 给患儿及家长解释本病病因

    E. 嘱咐家长患儿目前不能进行预防接种

A3/A4 型题

(23~25题基于以下题干)

患儿12岁，因眼睑水肿、浓茶水样尿3天，门诊以急性肾炎收住院。现已治疗3天，水肿减轻，尿量增多，但食欲差，进食量少，自觉乏力，沉默不语，有时烦躁易怒。

23. 该患儿护理诊断应除外

    A. 活动无耐力　　　　　B. 排尿异常　　　　　　　C. 体液过多

    D. 知识缺乏　　　　　　E. 焦虑

24. 该患儿此时护理应特别强调

    A. 绝对卧床休息　　　　　　　　　　　B. 严密观察尿量

    C. 帮助补习功课　　　　　　　　　　　D. 限制水的入量

    E. 指导患儿观察水肿变化

25. 目前健康指导最重要的是

    A. 介绍本病的病因　　　　　　　　　　B. 讲明卧床休息的目的

    C. 解释限制水摄入的目的　　　　　　　D. 讲解观察水肿的方法

    E. 介绍本病的患病过程

(26～31题基于以下题干)

患儿7岁,水肿、尿少、肉眼血尿3天。BP 10/7.5kPa(135/100mmHg),眼睑及下肢水肿。尿常规:尿蛋白++,红细胞满视野/高倍镜。

26. 考虑此患儿是

A. 急性肾小球肾炎　　　B. 慢性肾小球肾炎　　　C. 肾炎性肾病

D. 单纯性肾病　　　　　E. 肾盂肾炎

27. 经治疗病情好转,能恢复上学,但需免上体育课的指标是

A. Addis计数　　　　　B. 血压正常　　　　　C. 尿常规

D. 无水肿　　　　　　　E. 血沉正常

28. 经治疗病情好转,能恢复正常生活的指标是

A. Addis计数　　　　　B. 血压正常　　　　　C. 尿常规

D. 无水肿　　　　　　　E. 血沉正常

29. 引起疾病最常见的诱因是

A. 急性上呼吸道感染　　B. 急性腹泻　　　　　C. 真菌性口腔炎

D. 急性支气管肺炎　　　E. 中耳炎

30. 此病可发生在下列病原菌感染后,最常发生的是

A. 链球菌　　　　　　　B. 葡萄球菌　　　　　C. 支原体

D. 病毒　　　　　　　　E. 原虫和寄生虫

31. 早期采取最主要的措施是

A. 卧床休息　　　　　　B. 忌盐饮食　　　　　C. 注射青霉素

D. 应用利尿剂　　　　　E. 中医中药治疗

(臧伟红)

第十一章 血液系统疾病患儿的护理

一、实训指导

实训 11-1 营养性贫血患儿的护理

【目的及内容】

1. 掌握营养性缺铁性贫血及营养性巨幼细胞贫血患儿的护理评估及护理措施。
2. 在临床见习中表现出认真、负责的态度,对患儿同情、爱护和关心。

【实训前准备】

1. 联系见习医院,与患儿及家长沟通并做好准备。
2. 准备营养性缺铁性贫血、营养性巨幼细胞贫血的多媒体资料(录像、VCD 或课件)、临床病例。
3. 学生应准备护士服、帽子、口罩、听诊器。

【方法及要求】

(一)临床见习(医院儿科病房)

1. 集中由带教老师讲述后分组,每 4~6 人为一组,在学校老师和医院带教老师指导下对营养性缺铁性贫血、营养性巨幼细胞贫血患儿进行护理评估。
2. 各小组将收集到的营养性缺铁性贫血、营养性巨幼细胞贫血患儿资料整理后讨论,并做出护理诊断,制订护理计划。
3. 每位学生写出实践报告,交老师批阅。

(二)观看录像或临床实例分析(护理模拟示教室)

若无条件去医院病房见习,可组织学生在护理模拟示教室观看"营养性缺铁性贫血、营养性巨幼细胞贫血"录像或讨论病例。

1. 患儿 9 个月,因"面色苍白、反复感冒 2 个月余"收入院。患儿系孕 35 周早产,出生体重 2.3kg,人工喂养,以牛乳为主,未正规添加其他辅食。入院检查:体重 6.8kg,全身皮肤苍白,双颌下可触及黄豆大淋巴结,活动、无压痛。两肺呼吸音稍粗,心音稍钝,肝肋下 2.5cm,脾肋下 1cm。血常规检查:红细胞 2.5×10^{12}/L,血红蛋白 60g/L,涂片红细胞大小不等,以小细胞为多见,中央淡染区扩大。

思考题:

(1) 如何通过评估,提出该患儿护理诊断?
(2) 如何根据患儿护理诊断实施护理措施?
(3) 该患儿即将出院,请你为患儿及家长进行健康教育。

2. 患儿 10 个月,因"面色逐渐蜡黄,手足颤抖 2 个月"来院检查。母乳喂养,未加辅食,4~5 个月时会笑、能认识人,近 2 个月面色蜡黄,表情呆滞,嗜睡,肢体可见不自主颤动。查体:面色蜡黄,双肺呼吸音清,心率 122 次/分,肝肋下 3cm,脾肋下 1cm,手足可见细微抖动。

血常规检查:红细胞2.0×10^{12}/L,血红蛋白70g/L;外周血涂片:红细胞大小不均,以大者为多,中央淡染区不明显。

思考题:

(1) 根据患儿临床资料,提出患儿护理诊断。

(2) 根据患儿护理诊断,列出该患儿相应的护理措施。

【课后自我评价与反思】

通过对营养性缺铁性贫血、营养性巨幼细胞贫血患儿的护理评估,制订护理措施;在实训报告中请谈谈参加本次实训体会。

二、学习指导

【学习小结】

(一) 儿童造血及血液特点

儿童造血分胚胎期造血(中胚叶造血期、肝脾造血期、骨髓造血期)及生后造血(主要是骨髓造血)。婴幼儿期所有骨髓均为红髓,全部参与造血。5~7岁开始,长骨中的红髓逐渐被黄髓所代替;至成年时红髓仅限于颅骨、锁骨、胸骨、肋骨、肩胛骨、脊柱、骨盆及长骨近端。骨髓外造血是儿童造血器官一种特殊反应。当发生严重感染或贫血等造血需要增加时,肝、脾和淋巴结可随时适应需要,恢复到胎儿时期造血状态,出现肝、脾、淋巴结肿大,同时外周血中可出现有核红细胞或(和)幼稚中性粒细胞,当感染及贫血纠正后即恢复正常。

儿童出生时红细胞数约$(5.0 \sim 7.0) \times 10^{12}$/L,血红蛋白量约$150 \sim 220$g/L。生后$2 \sim 3$个月时红细胞数降至$3 \times 10^{12}$/L左右,血红蛋白量降至110g/L左右,出现"生理性贫血"。出生时白细胞总数为$(15 \sim 20) \times 10^{9}$/L,婴儿期维持在$10 \times 10^{9}$/L左右,8岁以后接近成人水平。出生时中性粒细胞约占$0.60 \sim 0.65$,淋巴细胞约占$0.30 \sim 0.35$,至生后$4 \sim 6$天时中性粒细胞与淋巴细胞比例相等(第一次交叉),随后淋巴细胞占多数,中性粒细胞占少数,至$4 \sim 6$岁时两者又相等(第二次交叉),6岁后逐渐与成人相似。

(二) 儿童贫血及贫血患儿的护理

儿童贫血标准为:6个月~6岁血红蛋白<110g/L、$6 \sim 14$岁<120g/L;新生儿期血红蛋白<145g/L、$1 \sim 4$个月时<90g/L、$4 \sim 6$个月时<100g/L。根据末梢血中血红蛋白量和红细胞数可将贫血分为轻度、中度、重度、极重度。根据贫血发生的原因和发病机制将其分为红细胞或血红蛋白生成不足、溶血性贫血和失血性贫血三大类。根据形态学分类分为大细胞性贫血、正细胞性贫血、单纯小细胞性贫血、小细胞低色素性贫血。

营养性缺铁性贫血是由于体内铁缺乏引起血红蛋白合成减少所致的一种贫血,临床上以小细胞低色素性贫血、血清铁蛋白减少和铁剂治疗有效为特点。以6个月~2岁婴幼儿发病率最高,是我国儿童保健重点防治的"四病"之一。任何引起体内铁缺乏的原因均可导致贫血,主要有铁储存不足、铁摄入不足、生长发育快、铁吸收减少、铁丢失过多。临床表现一般为皮肤黏膜逐渐苍白,肝、脾、淋巴结轻度肿大,严重时可出现消化系统、神经系统、心血管系统等症状,常合并感染。铁剂是治疗缺铁性贫血的特效药,用药时应注意:①口服铁剂对胃肠道有刺激,宜从小剂量开始,在两餐间服用;可与维生素C、稀盐酸、氨基酸、果汁等同服,忌与妨碍铁吸收的食物如牛奶、蛋类、茶、咖啡、钙片等同服;可用吸管或滴管服药,服后漱口以防牙齿染黑;服用铁剂后大便变黑或呈柏油样,停药后恢复。②因注射铁针剂可出现过敏现象,如面红、荨麻疹、发热、关节痛、头痛或局部淋巴结肿大,个别可发生过敏性休克。常在不能口服铁剂的情况下深部肌内注射,每次更换注射部位,分层注药,防止药液漏入皮下组织致局部坏死。首次注射应严密观察 1 小时,警惕过敏发生。③观察铁剂治疗效果,有效者在用药后 12～24 小时临床症状好转,2～3 天后网织红细胞开始升高,5～7 天达高峰,2～3 周后降至正常。血红蛋白 1～2 周后逐渐上升,一般 3～4 周达正常。铁剂治疗疗程至血红蛋白达正常水平后再用 2 个月左右,以补充铁的贮存量。婴儿提倡母乳喂养,按时添加含铁丰富的辅食(早产儿从 2 个月开始,足月儿从 4 个月开始)。

营养性巨幼细胞贫血是由于缺乏维生素 B_{12} 或(和)叶酸所引起的一种大细胞性贫血,主要临床特点为贫血、神经精神症状、红细胞数较血红蛋白量减少更明显、红细胞胞体变大、骨髓中出现巨幼细胞。特征性表现为神经精神症状,患儿可出现烦躁不安、易怒等症状。维生素 B_{12} 缺乏者还可出现表情呆滞、反应迟钝、智力及动作发育落后甚至倒退。重症病例可出现肢体、头部和全身震颤甚至抽搐等。护理措施为去除诱因,及时添加富含维生素 B_{12} 食物,防止受伤,防治感染;按医嘱补充维生素 B_{12} 和叶酸,同时口服维生素 C,恢复期加用铁剂,对有明显神经、精神症状的患儿可用镇静剂。重症贫血并发心功能不全或明显感染者可输入红细胞制剂。

(三) 选学内容简介

原发性血小板减少性紫癜又称自身免疫性血小板减少性紫癜。临床主要特点为皮肤黏膜自发性出血,可有内脏出血,颅内出血可危及生命。血小板减少,出血时间延长,血块收缩不良,束臂试验阳性,骨髓巨核细胞数正常或减少,伴巨核细胞成熟障碍。护理措施主要是加强生活护理,避免创伤,忌服抑制血小板功能药物,如含阿司匹林的药物;观察出血情况,监测生命体征,预防感染;遵医嘱首先选用肾上腺皮质激素及止血药,静脉滴注大剂量丙种球蛋白、输注血小板和红细胞。上述治疗无效或慢性难治性病例可行脾切除术或免疫抑制剂治疗。

白血病是造血系统的恶性增生性疾病,其特点为造血组织中某一血细胞系统过度增生、进入血流并浸润到各组织和器官。主要临床特征有发热、贫血、出血、白血病细胞浸润等表现。血常规检出白细胞数增高者约占 50% 以上,以原始细胞和幼稚细胞占多数。骨髓检查的典型表现为该型白血病原始及幼稚细胞极度增生,幼红细胞和巨核细胞减少。治疗主要是以化疗为主的综合疗法,条件允许也可做骨髓造血干细胞移植。护理措施主要是合理安排生活作息制度,加强营养;按医嘱正确给药,观察及处理药物毒性反应;观察病情,监测体温及患儿生命体征,防治出血及感染;提供情感支持和心理疏导,消除心理障碍。

课后习题

A1 型题

1. 关于"骨髓外造血"的叙述,错误的是
A. 任何年龄的儿童均可发生
B. 感染、贫血为其最常见的原因
C. 可表现为肝脾、淋巴结肿大
D. 末梢血中可见到有核红细胞
E. 病因去除后可恢复正常骨髓造血

2. 生理性贫血常发生于生后

A. 1 个月以内　　　　　　B. 2～3 个月　　　　　　C. 5～6 个月

D. 8～9 个月　　　　　　E. 11～12 个月

3. 儿童白细胞分类:中性粒细胞与淋巴细胞的比例相等的时间是

A. 出生后 1～2 天和 1～2 个月　　　　　　B. 出生后 1～2 个月和 1～2 岁

C. 出生后 4～6 天和 4～6 个月　　　　　　D. 出生后 4～6 天和 4～6 岁

E. 出生后 4～6 个月和 4～6 岁

4. 营养性缺铁性贫血多见于

A. 新生儿　　　　　　B. 1～3 个月　　　　　　C. 4～6 个月

D. 6 个月至 2 岁　　　　　　E. 3～5 岁

5. 口服铁剂最佳时间是

A. 餐前　　　　　　B. 两餐之间　　　　　　C. 餐后

D. 晨起时　　　　　　E. 临睡前

6. 营养性缺铁性贫血患儿在口服铁剂同时服用

A. 维生素 B_{12}　　　　　　B. 叶酸　　　　　　C. 维生素 C

D. 维生素 D　　　　　　E. 维生素 E

7. 营养性巨幼细胞贫血出现神经精神症状主要是因为缺乏

A. 维生素 B_{12}　　　　　　B. 叶酸　　　　　　C. 维生素 C

D. 维生素 D　　　　　　E. 维生素 E

8. 营养性巨幼细胞贫血特异性临床表现是

A. 异食癖　　　　　　B. 肝大　　　　　　C. 脾大

D. 舟状甲　　　　　　E. 震颤

A2 型题

9. 患儿 2 岁,血红细胞 $2.5×10^{12}/L$,血红蛋白 70g/L,此现象可能是

A. 正常　　　　　　B. 轻度贫血　　　　　　C. 中度贫血

D. 重度贫血　　　　　　E. 极重度贫血

10. 患儿 11 个月,因"皮肤黏膜逐渐苍白 1 个月"来院检查,拟诊为"重度营养性贫血"收住院。重度贫血标准是

A. Hb > 120g/L　　　　　　B. Hb 90～120g/L　　　　　　C. Hb 60～90g/L

D. Hb 30～60g/L　　　　　　E. Hb < 30g/L

11. 患儿 4 个月,人工喂养,为预防营养性缺铁性贫血进行饮食指导,不妥的是

A. 帮助家长纠正儿童偏食　　　　　　B. 牛奶是防止缺铁的理想食品

C. 维生素 C 可促进铁的吸收　　　　　　D. 早产儿应及早补充铁剂

E. 鲜牛奶加热后才能喂养婴儿

12. 患儿 12 个月,牛乳喂养,未加辅食,近 2 个月来面色苍白,食欲低下。判断患儿有无贫血及贫血程度,首先应做的检查是

A. 血象　　　　　　B. 骨髓象　　　　　　C. 胸片

D. 心电图　　　　　　E. B 超

13. 患儿 1 岁,牛乳喂养,未加辅食,因面色苍白、体重减轻,诊断为"营养性缺铁性贫

血",遵医嘱口服铁剂,不正确的是

A. 宜从小剂量开始　　　　　　　　　B. 与维生素 C 同服

C. 加服钙剂以利吸收　　　　　　　　D. 不宜与牛乳、茶水同服

E. 注意观察服药后不良反应

14. 患儿因"营养性缺铁性贫血"口服铁剂治疗,出院后需定期复查血常规,铁剂需用至

A. 症状消失后再用 1 个月　　　　　　B. 血红蛋白恢复正常后再用 1 个月

C. 症状消失后再用 2 个月　　　　　　D. 血红蛋白恢复正常后再用 2 个月

E. 症状消失、血红蛋白及红细胞均恢复正常

15. 患儿因"营养性缺铁性贫血"住院治疗好转,出院时给予健康指导,不妥的是

A. 指导合理喂养　　　　　　　　　　B. 纠正异食癖

C. 做好口腔护理　　　　　　　　　　D. 长期服用铁剂

E. 多吃水果、蔬菜

16. 患儿 11 个月,因"面色苍白 2 个月"诊断为营养性缺铁性贫血,用铁剂治疗 1 周后首先出现的治疗反应是

A. 红细胞计数增加　　　　　　　　　B. 白细胞计数增加

C. 网织红细胞计数增加　　　　　　　D. 血红蛋白量增加

E. 血小板计数增加

17. 患儿 10 个月,已诊断为"营养性缺铁性贫血"。治疗不妥的是

A. 添加含铁辅食　　　　　　　　　　B. 加服维生素 C

C. 口服硫酸亚铁　　　　　　　　　　D. 治疗胃肠疾病

E. 反复少量输血

18. 患儿 11 个月,母乳喂养,未加辅食,面色逐渐苍白,肝肋下 3cm,脾肋下 1cm。血常规检查:红细胞 3×10^{12}/L,血红蛋白 70g/L,血涂片:红细胞大小不均,以小者为多,中央淡染区扩大。应考虑是

A. 营养性缺铁性贫血　　　　　　　　B. 营养性巨幼细胞贫血

C. 营养性混合性贫血　　　　　　　　D. 溶血性贫血

E. 生理性贫血

19. 患儿 6 个月,母乳喂养,为防治营养性缺铁性贫血,不妥的是

A. 加强哺乳期母亲营养　　　　　　　B. 调整饮食,注意喂养方式

C. 防治腹泻等疾病　　　　　　　　　D. 优先选用蛋黄、豆类、肉类等辅食

E. 及时添加含钙食物

20. 患儿 1 岁,因"营养性缺铁性贫血"医嘱口服铁剂。服药期间观察大便颜色可呈

A. 白色　　　　B. 黄色　　　　C. 绿色　　　　D. 黑色　　　　E. 红色

21. 患儿 7 个月,系早产,出生体重 2kg,牛奶喂养,未添加辅食,现体重 7.2kg。因"腹泻 2 周"到医院检查,同时发现患有"营养性缺铁性贫血"。该患儿缺铁的原因不包括

A. 饮食中铁的摄入量不足　　　　　　B. 生长发育速度过快

C. 体内铁储存不足　　　　　　　　　D. 机体抵抗力低下

E. 铁的吸收障碍

22. 患儿 10 个月,母乳喂养,未添加辅食。近 2 个月面色蜡黄,表情呆滞,右手可见不

自主颤动。血常规:红细胞 $2.0 \times 10^{12}/L$,血红蛋白 6.5g/L,估计该患儿的主要病因是

    A. 缺钙   B. 缺铁   C. 缺维生素 D

    D. 缺维生素 B_{12} E. 缺蛋白

23. 患儿 9 个月,口服叶酸治疗巨幼细胞贫血。为提高疗效,可同时服用

    A. 维生素 B_1 B. 维生素 B_6 C. 维生素 C

    D. 维生素 D   E. 维生素 E

24. 患儿 10 个月,人工喂养,未加辅食,因出现手足震颤,诊断为"营养性巨幼细胞贫血",治疗首选

    A. 维生素 B_{12} B. 维生素 C   C. 维生素 D

    D. 叶酸   E. 维生素 B_1

25. 患儿 9 个月,母乳喂养,未添加辅食,近 2 个月来面色蜡黄,反应淡漠。查体:舌面光滑,肝脾轻度肿大,手有震颤。末梢血红细胞数比血红蛋白量降低更明显。最先考虑的护理诊断是

    A. 活动无耐力   B. 有受伤的危险   C. 有感染的危险

    D. 营养失调:低于机体需要量   E. 生长发育的改变

26. 患儿 8 个月,人工喂养,健康体检时给予营养与喂养指导,请告诉家长易发生营养性巨幼细胞贫血的进食习惯是

    A. 爱吃动物内脏   B. 经常吃瘦肉、蛋类

    C. 经常吃海产品   D. 长期食用煮沸的牛奶、奶粉

    E. 长期吃新鲜的瓜果、蔬菜

27. 患儿 6 岁,发现皮肤瘀斑 5 天。查体:全身皮肤可见散在的出血点、瘀斑,以四肢较多。肝肋下 2.5cm,脾肋下 1.5cm。血常规:Hb 100g/L,RBC $3.0 \times 10^{12}/L$,BPC $3.5 \times 10^9/L$。配合治疗的护理措施,不妥的是

    A. 局部压迫止血   B. 遵医嘱给止血药   C. 可输同型血小板

    D. 尽量减少肌内注射或深静脉穿刺抽血   E. 急性期要加强锻炼

28. 患儿 5 岁,反复发热、鼻出血,临床诊断为急性淋巴细胞性白血病。护理措施要加强口腔护理。白血病病人口腔护理的主要目的是

    A. 去除氨味   B. 擦除血痂   C. 增进食欲

    D. 预防感染   E. 使病人舒适

A3/A4 型题

(29~31 题基于以下题干)

患儿 8 个月,系早产,生后牛奶喂养,未加辅食。近 2 个月来面色渐黄。肝肋下 2cm,脾肋下 0.5cm,Hb 80g/L,RBC $3.0 \times 10^{12}/L$,红细胞体积小,中央淡染区扩大。

29. 考虑该患儿最大可能是

    A. 营养性缺铁性贫血   B. 营养性巨幼细胞贫血

    C. 营养性混合性贫血   D. 感染性贫血

    E. 溶血性贫血

30. 该病辅助检查不包括

    A. 血清铁   B. 血清铁蛋白

C. 血清叶酸、维生素 B_{12}

D. 红细胞内游离原卟啉

E. 血清总铁结合力

31. 最主要的处理措施是

A. 输血治疗

B. 肌注维生素 B_{12}

C. 口服叶酸

D. 口服铁剂

E. 肌注维生素 D

（32～34 题基于以下题干）

患儿 7 个月，母乳喂养，未添加辅食，现面色苍白，精神差，心前区可闻及吹风样杂音，肝肋下 2.5cm。血常规：血红蛋白 60g/L，红细胞 2.5×10^{12}/L。临床考虑为"营养性缺铁性贫血"。

32. 该患儿贫血的程度为

A. 轻度贫血

B. 中度贫血

C. 重度贫血

D. 极重度贫血

E. 重度贫血伴感染

33. 考虑该患儿缺铁最主要的原因是

A. 饮食中铁的摄入量不足

B. 生长发育速度过快

C. 体内储存铁不足

D. 铁的吸收障碍

E. 铁的丢失过多

34. 预防该病的关键是

A. 母乳喂养

B. 经常口服铁剂

C. 及时添加蔬菜、果汁

D. 及时添加蛋黄、肉类

E. 提高机体抵抗力

（35～37 题基于以下题干）

9 个月患儿，母乳喂养，未添加辅食，4～5 个月时会笑、能认识人，近 2 个月面色蜡黄，表情呆滞。查体：嗜睡，舌面光滑，肝肋下 4cm，肢体有轻微颤动。血常规：Hb 90g/L，RBC 2.0×10^{12}/L。

35. 你认为该患儿可能发生的疾病是

A. 生理性贫血

B. 营养性巨幼细胞贫血

C. 营养性缺铁性贫血

D. 营养性混合性贫血

E. 再生障碍性贫血

36. 该患儿最适宜的治疗是

A. 输血

B. 补充铁剂、维生素 C

C. 补充维生素 B_{12}、叶酸

D. 补充维生素 D、钙剂

E. 给予肾上腺糖皮质激素

37. 目前无助于患儿康复的食物是

A. 瘦肉、蛋类

B. 海产品

C. 新鲜蔬菜、水果

D. 牛奶、羊奶

E. 动物肝、肾

（38～40 题基于以下题干）

1 岁患儿，母乳喂养，未加辅食，约 2 个月前发现患儿活动少，不哭、不笑，面色苍黄，表情呆滞，手及下肢颤抖。检查发现肝、脾增大。Hb 65g/L，RBC 2.0×10^{12}/L。血清铁、叶酸正常，

血清维生素 B_{12} 降低。

38. 该患儿贫血程度为

A. 轻度贫血　　　　　B. 中度贫血　　　　　C. 重度贫血

D. 极重度贫血　　　　E. 溶血性贫血

39. 该患儿所患疾病可能是

A. 营养性巨幼细胞贫血　　　　B. 营养性缺铁性贫血

C. 营养性混合性贫血　　　　　D. 溶血性贫血

E. 再生障碍性贫血

40. 对该患儿处理正确的是

A. 口服铁剂治疗　　　　　　　B. 添加山楂、鸡内金

C. 避免服用维生素 C　　　　　D. 用维生素 B_{12} 治疗

E. 用维生素 B_{12} 和叶酸治疗

(41～43 题基于以下题干)

患儿 5 岁,因"经常鼻出血、齿龈出血"来院检查。入院查体:全身皮肤可见散在的针尖大小的出血点,以四肢较多。肝肋下 2cm,脾肋下 0.5cm。血常规:Hb 110g/L,RBC 3.0×10^{12}/L,BPC 40×10^9/L。

41. 该患儿可能发生的疾病是

A. 生理性贫血　　　　　　　　B. 营养性巨幼细胞贫血

C. 营养性缺铁性贫血　　　　　D. 原发性血小板减少性紫癜

E. 再生障碍性贫血

42. 首选的护理诊断是

A. 潜在并发症:出血　　B. 有感染的危险　　C. 活动无耐力

D. 恐惧　　　　　　　　E. 营养失调:低于机体需要量

43. 进行生活护理不正确的是

A. 提供安全环境,不要玩锐利玩具

B. 应与感染患儿分室居住,注意个人卫生

C. 保持出血部位清洁,防止感染

D. 急性期应多活动,加强锻炼

E. 禁食坚硬、多刺食物

(许　玲)

第十二章 神经系统疾病患儿的护理

一、实训指导

实训 12-1　化脓性脑膜炎患儿的护理

【目的及内容】

1. 掌握化脓性脑膜炎患儿的护理评估及护理措施。
2. 在临床见习中表现出认真、负责的态度,对患儿同情、爱护和关心。

【实训前准备】

1. 联系见习医院,与患儿及家长沟通并做好准备。
2. 准备化脓性脑膜炎多媒体资料(录像、VCD 或课件)、临床病例。
3. 学生应准备护士服、帽子、口罩、听诊器。

【方法及要求】

(一)临床见习(医院儿科病房)

1. 集中由带教老师讲述后分组,每 4~6 人为一组,在学校老师和医院带教老师指导下对化脓性脑膜炎患儿进行护理评估。

2. 各小组将收集到的化脓性脑膜炎资料整理后讨论,并做出护理诊断,制订护理计划。

3. 每位学生写出实践报告,交老师批阅。

(二)观看录像或临床实例分析(护理模拟示教室)

若无条件去医院病房见习,可组织学生在护理模拟示教室观看"化脓性脑膜炎"录像或讨论病例。

患儿 4 个月,因发热 3 天,抽搐 2 次,拟诊为"化脓性脑膜炎"收住院。3 天前患儿无明显诱因出现发热,体温 39℃,用药后体温降至正常。昨日患儿突然出现抽搐,表现为双目凝视、右嘴角抽动、呼之不应,持续约 1~2 分钟,当时测体温 39℃。患儿自起病起精神欠佳、喂养困难、睡眠差。

体格检查:T 38℃,P 140 次 / 分,R70 次 / 分,体重 5.5kg。精神差,前囟 0.8cm×0.8cm,隆起有张力,双瞳孔等大等圆,对光反射存在,颈项稍有抵抗,心率 140 次 / 分,律齐,肺及腹部无异常,克氏征 (+),巴氏征 (-)。

辅助检查:Hb 112g/L,WBC $16.6×10^9$/L,N 0.80,L(淋巴细胞)0.20,PLT150×10^9/L。脑脊液检查:外观混浊,压力高,细胞总数 960×10^6/L,糖 2.5mmol/L,蛋白质 1.3g/L,氯化物 110mmol/L。

思考题:

(1) 请写出目前主要的护理诊断。

(2) 制订相应的护理措施。

【课后自我评价与反思】

通过对化脓性脑膜炎患儿的护理评估,制订护理措施,请谈谈参加本次实训体会。

二、学习指导

【学习小结】

新生儿脑相对较大,脑沟、脑回未完全形成。脊髓相对较长,其末端约在第3~4腰椎下缘,腰穿时以第4~5腰椎间隙进针为宜;4岁以后以第3~4腰椎间隙为宜。出生时已存在以后逐渐消失的生理反射有:握持反射、拥抱反射、觅食反射、颈肢反射和吸吮反射等。握持、拥抱、觅食反射在出生后3~4个月消失,颈肢反射在出生后5~6个月消失,吸吮反射于1岁左右消失。神经系统发生病理改变时,这些反射存在与消失的时间将发生改变。

化脓性脑膜炎是指由细菌引起的脑膜急性化脓性感染。临床特点是多为急性起病,早期可出现发热、烦躁、呕吐和嗜睡等症状,随着病情进展会出现全身中毒症状、颅内压增高和脑膜刺激征等表现。本病发生与病原体、季节及患儿年龄有密切关系。新生儿及3个月内婴儿,病原体多为革兰氏阴性杆菌(多为大肠埃希菌)和肺炎链球菌B族。3个月至3岁儿童,病原体多为流感嗜血杆菌B族、奈瑟脑膜炎球菌、肺炎链球菌B族。年长儿(>12岁),病原体多为奈瑟脑膜炎双球菌、肺炎链球菌B族。疑有化脑的患儿进行腰穿,进行脑脊液检查,立即给予抗生素治疗。护理重点配合治疗,按医嘱给予抗生素、退热剂、脱水剂、肾上腺皮质激素等,并做好饮食管理、口腔及皮肤清洁护理,注意观察患儿体温、面色、神志、瞳孔、囟门等变化,有无发热、抽搐、呕吐、意识障碍等表现。若患儿呼吸节律深而慢或不规则、瞳孔忽大忽小或两侧不等大、对光反应迟钝、血压升高、应警惕脑疝及呼吸衰竭的发生。经48~72小时治疗发热不退或退后复升、病情不见好转或病情反复,首先应考虑并发硬脑膜下积液的可能。高热不退、反复惊厥发作、前囟饱满、颅缝裂开、频繁呕吐、出现"落日眼"现象,提示出现脑积水。该病往往病情重、病程长、后遗症多、病死率高,除加强生活护理外,还需关注患儿及家长的心理护理。

病毒性脑膜炎是由病毒感染引起的脑膜炎症反应,多有上呼吸道或消化道感染病史,表现为发热、呕吐、头痛、颈背疼痛和胃肠道不适等,起病后1~2天出现脑膜刺激征。应注意观察瞳孔、意识状态的变化,防止脑疝、脑水肿和呼吸衰竭的发生。治疗应积极控制脑水肿和降低颅内压,给予退热、镇静止惊等对症治疗,以及供给营养,维持水、电解质平衡等支持疗法。

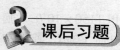 **课后习题**

A1型题

1. 化脓性脑膜炎主要传播途径是

A. 血液传播 　　　　B. 粪便传播 　　　　C. 昆虫传播

D. 呼吸道飞沫传播 　　E. 接触传播

2. 婴儿化脓性脑膜炎最常见病原菌是

A. 大肠埃希菌　　　　B. 肺炎链球菌　　　　C. 金黄色葡萄球菌

D. 脑膜炎双球菌　　　E. 流感嗜血杆菌

3. 确诊化脓性脑膜炎最重要的检查是

A. 血常规　　　　　　B. 尿常规　　　　　　C. 脑脊液检查

D. 脑 CT　　　　　　 E. 脐分泌物培养

4. 化脓性脑膜炎最可靠的诊断依据是

A. 婴幼儿前囟饱满　　　　　　　　　　B. 白细胞增高

C. 脑脊液检出致病菌　　　　　　　　　D. 高热、头痛、喷射性呕吐

E. 脑脊液压力高、细胞数高、蛋白高、糖下降

5. 化脓性脑膜炎最常见的并发症是

A. 惊厥　　　　　　　B. 脑疝　　　　　　　C. 硬膜下积液

D. 脑积水　　　　　　E. 脑室管膜炎

6. 化脓性脑膜炎脑脊液外观特征是

A. 清亮透明　　　　　B. 浑浊呈脓性　　　　C. 毛玻璃样

D. 呈血性　　　　　　E. 静置 24 小时有蜘蛛薄膜形成

A2 型题

7. 患儿 6 个月，因发热 3 天，抽搐 4 次，以"化脑"收入院，为降低颅内压按医嘱静脉注射 20% 甘露醇溶液，下列操作错误的是

A. 用药前检查药物有无结晶

B. 缓慢静脉推注或快速静脉滴注

C. 勿将药液漏到血管外

D. 不与其他药物混合应用

E. 若药液中有结晶需加碱性液使其溶化

8. 患儿 10 个月，因频繁呕吐 2 天，抽搐 1 次以化脓性脑膜炎收入住院，护士巡视时发现患儿出现喷射性呕吐、烦躁不安、惊厥。此时处理措施正确的是

A. 俯卧位

B. 腰椎穿刺，放出脑脊液

C. 加快输液速度，防止休克

D. 输液时宜量少、速度慢

E. 各项护理操作分开进行

9. 患儿 1 岁，因"化脑"治疗 1 周后，全身症状明显好转，但今日出现前囟隆起，头围增大，惊厥、双眼下视，考虑出现了

A. 电解质紊乱　　　　B. 硬膜下积液　　　　C. 化脑复发

D. 脑积水　　　　　　E. 脑水肿

10. 患儿 9 个月，因发热 2 天，呕吐 3 次来医院就诊。前囟紧张，脑脊液混浊，白细胞 1100×10^6/L，蛋白质增高，糖降低。入院后抽搐频繁，需重点观察的是

A. 体温　　　　　　　B. 心率、血压　　　　C. 呼吸、瞳孔

D. 肌张力　　　　　　E. 前囟张力

11. 患儿 6 个月,因"化脑"治疗 1 周后,全身症状明显好转,但今日出现前囟隆起,头围增大。医嘱静脉注射甘露醇,不正确的是

    A. 用药前检查药物有无结晶

    B. 快速静脉滴注

    C. 勿将药液漏到血管外

    D. 若药液中有结晶需加碱性液使其溶化

    E. 不与其他药物混合应用

12. 患儿 10 个月,因发热 2 天、惊厥 2 次收入院,入院后确诊为"化脑",配合治疗措施,不妥的是

    A. 每日保证足够的液体量

    B. 及时处理惊厥

    C. 及早选用有效的抗生素进行治疗

    D. 必要时抽放脑脊液以降低颅内压

    E. 急性期可应用糖皮质激素

13. 患儿 9 个月,因发热、呕吐 3 天,惊厥 2 次入院。脑脊液检查支持"化脓性脑膜炎"诊断,入院后患儿频繁抽搐,高热不退,神志不清,检查见前囟门隆起,四肢肌张力增高。该患儿出现的情况是

    A. 蛛网膜下腔出血   B. 硬膜下积液

    C. 脑积水   D. 小脑幕切迹疝

    E. 枕骨大孔疝

14. 患儿 7 个月,发热、咳嗽 5 天,近 2 天呕吐,今突然抽搐,曾用过青霉素肌注 3 天,生后已接种 BCG。体查:嗜睡,前囟饱满,颈无抵抗感,双肺少许细湿啰音,巴氏征(+),克氏征、布氏征阴性,血常规 WBC 17×10^9/L,N0.66,L0.34,脑脊液外观微混浊,细胞计数 800×10^6/L,多核 0.7,单核 0.3,蛋白质 2000mg/L,糖 2.3mmol/L,氯化物 105mmol/L,最可能的诊断是

    A. 病毒性脑炎   B. 结核性脑膜炎

    C. 化脓性脑膜炎   D. 中毒性脑病

    E. 以上均不是

15. 患儿 1 岁,已诊断为"化脓性脑膜炎",曾用"青霉素加氯霉素"治疗,病情好转,近 3 天又发热,抽搐,体温 39.5℃,神志清楚,前囟隆起,脑脊液外观清亮,细胞数 12×10^6/L,糖 4mmol/L,氯化物 110mmol/L,蛋白质 450mg/L。首先应考虑并发了

    A. 结核性脑膜炎   B. 脑脓肿   C. 脑水肿

    D. 硬膜下积液   E. 脑室管膜炎

16. 患儿 1 岁,高热、呕吐 10 小时,体温 40℃,面色青灰,嗜睡,前囟隆起,颈软,咽部充血,心肺(−),腹软,肝脾不大,克氏征、布氏征阴性,外周血 WBC 16×10^9/L,N 0.78,L 0.22,脑脊液外观清亮,细胞数 1000×10^6/L,蛋白质 300mg/L,糖 3.6mmol/L,氯化物 115mmol/L,最可能的诊断是

    A. 急性上呼吸道感染   B. 中毒性痢疾

    C. 化脓性脑膜炎   D. 急性胃炎

    E. 瑞氏综合征

17. 患儿 6 个月,确诊为"化脓性脑膜炎",已用大剂量青霉素与氨苄西林联合治疗,病情好转,体温恢复正常 2 天。近 1 天再次出现高热,体温 39.5℃,并伴有抽搐,脑脊液压力为 180mmH$_2$O,脑脊液外观清亮,细胞数 10×10^6/L,蛋白质 0.5g/L,氯化物 119mmol/L,糖 3.6mmol/L。首先应考虑为

A. 脑水肿　　　　　B. 硬脑膜下积液　　　　C. 脑室管膜炎

D. 脑积水　　　　　E. 化脓性脑膜炎复发

18. 患儿 11 个月,因发热、呕吐、惊厥来诊,确诊为化脓性脑膜炎,本病最易出现的并发症是

A. 脑疝　　　　　　B. 硬脑膜下积液　　　　C. 脑积水

D. 智力低下　　　　E. 水、电解质紊乱

19. 患儿 3 岁,因惊厥反复发作入院,为防止惊厥时外伤,以下处理错误的是

A. 将纱布放在患儿手中　　　　　　　B. 移开床上一切硬物

C. 用约束带捆绑四肢　　　　　　　　D. 床边设置防护栏

E. 在上下磨牙之间放裹纱布的压舌板

20. 患儿 6 个月,2 小时前突然出现发热、头痛伴抽搐,皮肤迅速出现瘀斑。为确定诊断最好选用的检查是

A. 头颅 CT　　　　　B. X 线检查　　　　　C. 脑脊液检查

D. 血常规检查　　　　E. 血培养

21. 患儿 10 个月,因发热 2 天,呕吐 3 次,拟"化脑"收入院,现体温 39℃。以下护理措施错误的是

A. 多喝水　　　　　　　　　　　　　　B. 尽快物理降温

C. 使体温 30 分钟后缓慢降至正常水平　　D. 每 4 小时测一次体温

E. 降温后 30 分钟测体温一次

A3/A4 型题

(22~23 题基于以下题干)

患儿 6 天,吐奶拒食、嗜睡 2 天。查体:面色青灰,前囟紧张,脐部少许脓性分泌物,疑为新生儿化脓性脑膜炎。

22. 为确定诊断最重要的检查是

A. 血常规　　　　　　B. 尿常规　　　　　C. 脑脊液检查

D. 脑 CT　　　　　　E. 脐分泌物培养

23. 该患儿护理措施中,错误的是

A. 术后 2 小时可抱起喂奶

B. 密切观察生命体征

C. 去枕平卧 6 小时

D. 观察局部有无出血现象

E. 如颅内压高可按医嘱用脱水剂

(24~25 题基于以下题干)

患儿 3 岁,发热、咳嗽 5 天,伴呕吐、抽搐 1 天入院。查体:T 40℃,胸腹部及四肢皮肤有瘀斑,前囟隆起,双肺呼吸音粗糙。脑脊液检查:外观混浊,白细胞 1200×10^6/L,以中性粒细

胞为主。

24. 患儿可能发生的疾病是

A. 中毒性脑病　　　　　　B. 癫痫　　　　　　　　C. 化脓性脑膜炎

D. 败血症　　　　　　　　E. 高热惊厥

25. 为明确病原菌,应首先选择

A. 血常规检查　　　　　　B. CT 检查　　　　　　C. 胸部 X 线片

D. 脑电图检查　　　　　　E. 脑脊液常规 + 细菌培养

(26 ~ 27 题基于以下题干)

患儿 2 个月,发热、呕吐 2 天,伴烦躁、尖叫、拒乳。查体:前囟膨隆,头向后仰,脑膜刺激征阴性。血常规:WBC $20.0 \times 10^9/L$。脑脊液检查:外观混浊,白细胞 $1300 \times 10^6/L$,以中性粒细胞为主。

26. 目前最可能的诊断是

A. 病毒性脑炎　　　　　　B. 病毒性脑膜炎　　　　C. 化脓性脑膜炎

D. 结核性脑膜炎　　　　　E. 癫痫

27. 若给患儿输入 20% 甘露醇,以下操作不恰当的是

A. 用药前检查药液是否结晶

B. 不能与其他药液混合静滴

C. 若有结晶可加碱性液使其消失后再用

D. 应在 30 分钟内快速静脉滴入

E. 静滴时药液不能渗漏到血管外

(28 ~ 30 题基于以下题干)

患儿 7 个月,呕吐拒食、嗜睡 2 天。查体:面色青灰,前囟膨隆。

28. 为确诊,最重要的检查是

A. 血常规　　　　　　　　B. 尿常规　　　　　　　C. 脑脊液检查

D. 脑 CT　　　　　　　　 E. 脐分泌物培养

29. 护士配合该项检查时,不妥的是

A. 协助患儿时动作轻柔　　　　　　　　B. 取侧卧位

C. 头部去枕使脊柱高于头位　　　　　　D. 头部俯屈到胸

E. 使患儿背呈弓形

30. 下列护理措施中,错误的是

A. 术后 2 小时可抱起喂奶　　　　　　　B. 观察生命体征

C. 去枕平卧 6 小时　　　　　　　　　　D. 观察局部有无出血现象

E. 颅内压高可按医嘱用脱水剂

(王　敏)

第十三章 内分泌与遗传性疾病患儿的护理

一、实训指导

实训 13-1　先天性甲状腺功能减低症患儿的护理

【目的及内容】

1. 掌握先天性甲状腺功能减低症患儿的护理评估及护理措施。
2. 在临床见习中表现出认真、负责的态度,对患儿同情、爱护和关心。

【实训前准备】

1. 联系见习医院,与患儿及家长沟通并做好准备。
2. 准备先天性甲状腺功能减低症的多媒体资料(录像、VCD 或课件)、临床病例。
3. 学生应准备护士服、帽子、口罩、听诊器。

【方法及要求】

(一) 临床见习(医院儿科病房)

1. 集中由带教老师讲述后分组,每 4~6 人为一组,在学校老师和医院带教老师指导下对先天性甲状腺功能减低症患儿进行护理评估。

2. 各小组将收集到的评估资料整理后讨论,并做出护理诊断,制订护理计划。

3. 每位学生写出实践报告,交老师批阅。

(二) 观看录像或临床实例分析(护理模拟示教室)

若无条件去医院病房见习,可组织学生在护理模拟示教室观看"先天性甲状腺功能减低症"录像或讨论病例。

患儿 38 天,G_1P_1,父母健康,非近亲结婚,无甲状腺疾病史。其母否认孕期服用相关药物。患儿生后 3 天出现黄疸,第 6 天开始加重,以后逐渐减轻,至入院时仍未完全消退。入院前 3 天患儿受凉后出现流涕、鼻塞而就诊。诊断为"急性上呼吸道感染、先天性甲状腺功能减低症"。

体格检查:发育正常,营养欠佳,对外界刺激反应迟钝,全身皮肤及巩膜轻度黄染,腹部稍胀,肝脏肋下 2.5cm,神经系统无阳性体征。

辅助检查:血清白蛋白 19.8g/L,球蛋白 45.1g/L,血清 $T_3 < 0.8$nmol/L,$T_4 < 25.7$nmol/L,TSH > 68mU/L。

思考题:

(1) 请写出目前主要的护理诊断。

(2) 制订相应的护理措施。

【课后自我评价与反思】

通过对先天性甲状腺功能减低症患儿的护理评估,制订护理措施,请谈谈参加本次实训体会。

二、学习指导

【学习小结】

先天性甲状腺功能减低症是影响儿童智力发育的重要因素之一。病因包括甲状腺组织未发育、发育不良或异位，母孕期摄入致甲状腺肿药物、甲状腺激素合成及功能障碍。甲状腺素终身替代治疗是关键，需从小剂量开始，同时给予生理需要量，可的松治疗需防止突发性肾上腺皮质功能衰竭。为避免发生不可逆智能障碍，应早期诊治，生后 3 个月内治疗者 90% 智力可达正常，故进行产前诊断及新生儿筛查是早期救治的关键。护理措施应积极配合治疗，注意观察病情，重视生活护理，如注意保暖、耐心喂养、保证营养供给、保持大便通畅等。患儿智力发育不良，生活自理能力差，对环境中危险因素意识不到，应给予更多生活照顾，预防感染，防止意外发生；关注患儿心理状况，加强心理护理。

21- 三体综合征又称唐氏综合征，属于常染色体畸变，是儿童染色体病中最常见的一种。临床绝大部分患儿是中度智力发育迟滞，随年龄增长而日益明显。开始学说话的平均年龄为 4 ～ 6 岁，有特殊面容。一旦确诊医务人员应为家长进行遗传咨询，协助家长制订长期教育、训练计划，促进智力发展，使患儿能逐步掌握生活自理的方法，从事简单劳动，提高生活质量，并鼓励家长定期随访。

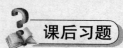 **课后习题**

A1 型题

1. 先天性甲状腺功能减低症服用甲状腺制剂治疗时间是

A. 1 ～ 2 年　　　B. 2 ～ 4 年　　　C. 4 ～ 6 年　　　D. 6 ～ 8 年　　　E. 终生

2. 先天性甲状腺功能减低症的新生儿筛查，错误的是

A. 新生儿生后 2 ～ 3 天　　B. 应用干血滴纸片　　　C. 测 TSH 浓度

D. TSH > 20mU/L 时即可确诊　　　　　　E. 该方法简便实用

3. 地方性甲状腺功能减低症患儿给甲状腺片治疗，可改善

A. 智力低下　　　　B. 功能低下症状　　　　C. 听力障碍

D. 运动障碍　　　　E. 共济失调

4. 先天性甲状腺功能减低症用甲状腺片治疗，错误的是

A. 治疗开始时间越早越好　　　　　　B. 终生治疗

C. 初始剂量为 5 ～ 10mg/d　　　　　　D. 维持剂量为 5 ～ 10mg/（kg·d）

E. 维持量个体差异较大

A2 型题

5. 某地山村有儿童生后智力低下，对声音无反应，运动障碍，有的皮肤粗糙，身材矮小，四肢粗短。为预防此病，下列措施不正确的是

A. 给育龄妇女服碘油　　　　　　B. 孕妇多食含碘食物

C. 给村民发放碘化食盐　　　　　　D. 改善水源，饮水消毒

E. 给孕妇多食含氟食物

6. 患儿 4 岁，诊断为先天性甲状腺功能减低症，给甲状腺素片治疗。观察出现下列情

况考虑为甲状腺素片过量,但除外

　　A. 食欲好转　　B. 心悸　　　　C. 发热　　　　D. 多汗　　　　E. 腹泻

7. 患儿 6 岁,黏液水肿面容,智力低下,口服甲状腺素片治疗 3 个月,患儿近日出现心悸、多汗、性情烦躁、食欲亢进,血压 20/12kPa,心率 130 次 / 分,心尖区 Ⅱ 级收缩期杂音,该患儿诊断是

　　A. 心肌炎　　　　　　B. 小儿神经症　　　　　C. 原发性高血压

　　D. 糖尿病　　　　　　E. 甲亢

8. 患儿 1 岁,不会走,不会叫爸爸、妈妈,查体:眼距宽,鼻梁宽平,唇厚舌大,反应差,皮肤粗糙,脐疝,下部量短,为确定诊断应做的检查是

　　A. X 线腕骨片　　　　B. 染色体检查　　　　　C. 三氯化铁试验

　　D. GH 测定　　　　　E. 血清 T_3、T_4、TSH 检查

9. 患儿 20 天,过期产儿。出生体重 4.2kg,哭声低哑,反应迟钝,食量少,黄疸未退,便秘,体重低,腹胀,该患儿最可能的诊断是

　　A. 甲状腺功能减低症　　B. 苯丙酮尿症　　　　　C. 唐氏综合征

　　D. 先天性巨结肠　　　　E. 黏多糖病

10. 患儿 7 个月,因矮小、对玩具不感兴趣,而去医院要求检查,医生疑为智能低下。对其病因如先天性甲状腺功能低下未能肯定,如需确诊,应做的进一步检查是

　　A. 干血滴纸片检测 TSH 浓度　　　　　　B. 测血清 T_4 和 TSH 浓度

　　C. TRH 刺激试验　　　　　　　　　　　D. X 线腕骨片判定骨龄

　　E. 核素检查(甲状腺 SPECT)

11. 患儿 50 天,过期产,出生后第 4 天出现黄疸,至今尚未完全消退。生后少哭、少动、吃奶尚可,大便 2 天 1 次。腹软较胀,有脐疝,肝肋下 2cm。辅助检查:血常规:血红蛋白 110g/L,RBC 3.8×10^{12}/L,WBC 10×10^9/L。血清总胆红素 170 μmol/L,结合胆红素 21 μmol/L。应及时给予的治疗是

　　A. 护肝利胆类药物　　B. 外科手术　　　　　C. 甲状腺素片口服

　　D. 应用有效抗生素　　E. 应用抗病毒药

12. 患儿 6 个月,因"便秘,食欲差,嗜睡,反应迟钝"来诊。查体:体温 35.5℃,脉搏 100 次 / 分,呼吸 30 次 / 分,皮肤粗糙干燥,头大颈短,眼距宽,鼻梁宽平,腹胀,脐疝。该患儿的诊断是

　　A. 苯丙酮尿症　　　　B. 唐氏综合征　　　　　C. 甲状腺功能减低症

　　D. 黏多糖病　　　　　E. 佝偻病

13. 患儿 6 个月,因"便秘,食欲差,嗜睡,反应迟钝"来诊。查体:体温 35.5℃,脉搏 100 次 / 分,呼吸 30 次 / 分,皮肤粗糙、干燥,头大颈短,眼距宽、鼻梁宽平,腹胀,脐疝。为明确诊断,应做的检查是

　　A. 三氯化铁试验　　　B. 血清 T_3、T_4、TSH 检查　　C. 染色体检查

　　D. 血清钙离子　　　　E. 代谢病筛查

14. 患儿 30 天,过期产,出生体重 4.5kg,母亲无糖尿病史。生后人工喂养,常鼻塞,时有呼吸困难、吃奶差、哭声弱、反应差、便秘等,体检:T 35℃,P 90 次 / 分,皮肤轻度黄染。外周血 Hb 90g/L,RBC 3.6×10^{12}/L,WBC 11×10^9/L。该患儿最主要的治疗是

　　A. 应用抗生素抗感染　　B. 保肝、利胆、退黄　　　C. 不需用药,继续观察

D. 保暖给氧,支持呼吸

E. 服用甲状腺制剂

A3/A4 型题

(15~16 题基于以下题干)

患儿 45 天,过期产,出生后第 3 天出现黄疸,至今尚未完全消退。生后少哭、少动、吃奶尚可,大便 2 天 1 次。腹软较胀,有脐疝,肝肋下 2cm。辅助检查:血清总胆红素 170μmol/L,结合胆红素 21μmol/L,血红蛋白 110g/L。

15. 该患儿最可能的诊断是

A. 新生儿肝炎

B. 先天性胆道闭锁

C. 先天性甲状腺功能减低症

D. 败血症

E. 先天性巨结肠

16. 为确诊应做的检查是

A. 血清病毒特异抗体检测

B. 肝胆 B 超

C. 血清 T_3、T_4、TSH

D. 血培养

E. 钡剂灌肠

(17~18 题基于以下题干)

患儿 9 岁,身高 94cm,智能落后。体检:皮肤粗糙,毛发干枯,眼距宽,鼻梁宽平,舌头常伸于口外。

17. 为确定诊断应做的检查是

A. 智能测定

B. 尿三氯化铁试验

C. 尿黏多糖分析

D. 血清 T_3、T_4、TSH 测定

E. 智力测定

18. 患儿确诊后治疗应选用

A. 生长激素

B. 甲状腺素

C. 低苯丙氨酸饮食

D. 低铜饮食

E. 脑活素

(19~20 题基于以下题干)

患儿 20 天,G_1P_1,过期产,出生体重 4300g,生后即有腹胀、便秘,常处于睡眠状态,喂养困难,声音嘶哑,末梢循环差,皮肤仍有黄疸。实验室检查:血常规正常,血培养阴性,血 TSH 50mIU/L。

19. 其发病的主要原因是

A. 甲状腺发育不全或不发育

B. 母婴血型不配

C. 感染

D. 碘缺乏

E. 代谢酶缺乏

20. 为确定诊断应做的检查是

A. 染色体核型分析

B. 母子血型检查

C. 血清 T_3、T_4、TSH 测定

D. 血培养

E. 血氨基酸定量分析

(王 敏)

第十四章 常见皮肤病患儿的护理

一、实训指导

实训 14-1 湿疹、荨麻疹、过敏性紫癜患儿的护理

【目的及内容】

1. 掌握湿疹、荨麻疹、过敏性紫癜患儿的护理评估及护理措施。
2. 在临床见习中表现出认真、负责的态度,对患儿同情、爱护和关心。

【实训前准备】

1. 联系见习医院,与患儿及家长沟通并做好准备。
2. 准备湿疹、荨麻疹、过敏性紫癜多媒体资料(录像、VCD 或课件)、临床病例。
3. 学生应准备护士服、帽子、口罩、听诊器。

【方法及要求】

(一) 临床见习(医院儿科病房)

1. 由带教老师集中讲述后分组,每 4～6 人为一组,在学校老师和医院带教老师指导下对湿疹、荨麻疹、过敏性紫癜患儿进行护理评估。

2. 各小组将收集到的护理评估资料整理后讨论,并做出护理诊断,制订护理计划。

3. 每位学生写出实践报告,交老师批阅。

(二) 观看录像或临床实例分析(护理模拟示教室)

若无条件去医院病房见习,可组织学生在护理模拟示教室观看"湿疹、荨麻疹、过敏性紫癜"录像或讨论病例。

1. 患儿 5 个月,系反复颜面部皮疹 1 个月余,加重 2 天入院。

体格检查:T 36.5℃,P 116 次 / 分,R 35 次 / 分,颜面部可见红色皮疹:为红斑及丘疱疹,有黄色渗出物覆盖。

思考题:

(1) 根据临床资料提出护理问题。

(2) 制订相应的护理措施。

2. 患儿 4 岁,2 天前在无明显诱因下出现全身红色皮疹,瘙痒,搔抓后皮疹融合呈大片状。

体格检查:T36.7℃,P96 次 / 分,R30 次 / 分,躯干部可见红色风团,部分融合。门诊拟"荨麻疹"收入病房。

思考题:

(1) 根据临床资料提出护理问题。

(2) 制订相应的护理措施。

3. 患儿 8 岁,因"双下肢皮疹 3 天,腹痛 1 天",拟诊为"过敏性紫癜"入院。

体格检查:T 36.5℃,P 96 次 / 分,R 24 次 / 分,BP 110/60mmHg。神志清楚,双下肢散在

暗红色斑丘疹,高出皮面,压之不褪色,双侧对称分布,余皮肤未见异常。咽充血,双侧扁桃体 I 度肿大,心肺无异常发现,脐周压痛,肠鸣音 6～7 次 / 分。

血常规:WBC 18.35×10^9/L,N 0.71,L 0.29,RBC 4.89×10^{12}/L,PLT 412×10^9/L,HB 134g/L。

思考题:

(1) 根据临床资料提出护理问题。

(2) 制订相应的护理措施。

【课后评价与反思】

通过对湿疹、荨麻疹、过敏性紫癜患儿的护理评估,制订护理措施,请谈谈参加本次实训体会。

二、学习指导

【学习小结】

婴儿湿疹是由内外各种因素引起的一种过敏性皮肤炎症,其中过敏因素是最常见的病因。临床上分期为急性期、亚急性期和慢性期;分型为脂溢型、渗出型、干燥型。主要治疗要点为饮食治疗、局部治疗和抗组织胺类药物治疗,感染时使用抗生素,慎用皮质类固醇激素。重点要掌握局部用药及皮肤护理方法。急性期 1%～4% 硼酸溶液或加 0.1% 呋喃西林溶液局部湿敷或外洗,依沙吖啶氧化锌软膏或 1% 氯霉素氧化锌油外涂。如无明显感染亦可外用 40% 氧化锌油或 15% 氧化锌软膏。渗出结痂时,不要用热水及肥皂擦洗,不要强行把痂皮剥下。皮肤渗出糜烂或红肿时,可用 2% 硼酸溶液或 0.1% 依沙吖啶溶液湿敷,渗出与糜烂消除后,外用皮质类固醇激素制剂。

荨麻疹是由不同原因所致的一种皮肤黏膜血管反应性疾病。主要由于过敏、自身免疫、药物、饮食、吸入物、感染、昆虫叮咬等原因引起。主要表现为时隐时现的、边缘清楚的、红色或白色的瘙痒性风团,少数患儿可出现发热、关节肿痛、腹痛、腹泻等,重症者可出现胸闷、气憋、呼吸困难、心悸等表现。以皮疹、瘙痒为主者,给予抗组胺药物(如西替利嗪),注意使用后易出现嗜睡、眩晕,甚至轻度幻视等,应向家长交代清楚,可采取睡前服药法。局部给予止痒剂,如炉甘石洗剂、薄荷酚洗剂、复方樟脑醑等外用。急症患儿应备好急救药品,密切观察病情变化,做好抢救准备。严重荨麻疹伴喉头水肿、哮喘或有低血压状态时,应予吸氧,即刻皮下或肌内注射 0.1% 肾上腺素、地塞米松,或静脉滴注氢化可的松及维生素 C。必要时气管切开、气管插管和辅助呼吸。

过敏性紫癜是最常见的血管炎疾病。一般认为与免疫有关,多数情况下是一种良性的自限性疾病。发病前 1～3 周常有低热、咽痛、上呼吸道感染及全身不适等前驱症状。皮肤紫癜常为首发症状,此外,还表现为腹痛、便血、关节肿痛和肾炎等。反复出现为本病特征。护理措施主要是注意寻找过敏原,发现可疑因素应避免再次接触;缓解关节、腹部疼痛,恢复皮肤正常形态和功能;按医嘱应用肾上腺皮质激素和免疫抑制剂,合并感染的患儿应积极控制感染;观察有无腹痛、便血等情况;观察尿色、尿量,定时尿常规检查,并观察服用阿司匹林的患儿有无出血倾向,如鼻出血、牙龈出血,警惕颅内出血。

课后习题

A1 型题

1. 湿疹属于

A. 变态反应性皮肤病   B. 细菌性皮肤病

C. 病毒性皮肤病   D. 真菌性皮肤病

E. 物理性皮肤病

2. 急性荨麻疹的临床特点,错误的是

A. 发病急骤

B. 经治疗或脱离诱因,大多数日内痊愈

C. 多数病人能找到病因,如食物、药物等

D. 皮损多为对称分布

E. 病程小于 6 周

3. 过敏性紫癜首发症状为

A. 皮疹   B. 腹痛   C. 关节痛

D. 血尿   E. 血便

4. 过敏性紫癜的肾脏损害多发生在起病后

A. 第 1 周内   B. 第 1 月内   C. 第 2 月内

D. 第 2 周内   E. 第 3 周内

5. 过敏性紫癜腹痛的部位常在

A. 脐周或下腹部   B. 左下腹   C. 右上腹

D. 剑突下   E. 左上腹

A2 型题

6. 患儿 3 岁,因皮肤出现多形性损害,以丘疱疹为主,伴剧烈瘙痒,门诊医生诊断为湿疹,并询问患儿饮食情况,告诉家长易引起湿疹的食物,不包括

A. 鸡蛋   B. 牛奶   C. 带鱼

D. 对虾   E. 香蕉

7. 患儿 3 岁,因湿疹住院,经治疗好转准备出院,护士在与患儿的母亲谈论出院计划时,应指导家长从家庭环境中移除的玩具是

A. 金属小卡车   B. 塑料数字   C. 毛绒动物玩具

D. 木质积木   E. 拼图

8. 患儿 4 岁,因发作性皮肤黏膜潮红、呈不规则斑块状伴瘙痒一天入院,予抗组胺 H_1 受体药物对症治疗,错误的是

A. 氯苯那敏   B. 西替利嗪   C. 雷尼替丁

D. 阿司匹林   E. 氯雷他定

9. 患儿 2 岁,因发热伴全身白色瘙痒性风团 2 小时,拟诊为"荨麻疹"入院。荨麻疹的常见病因,错误的是

A. 过敏体质   B. 食物   C. 药物   D. 感染   E. 动植物

10. 患儿3岁,因风疹团块反复发作两月余入院,下列有关慢性荨麻疹的临床特点,错误的是

    A. 病程≥6周

    B. 风疹团块反复发作

    C. 80%~90%以上的病人找不到病因

    D. 经治疗大多在数日内痊愈

    E. 瘙痒剧烈

11. 患儿9岁,2日来出现皮肤紫癜,以下肢为主,两侧对称,颜色鲜红,高出皮肤表面,伴有关节及腹痛,应诊断为

    A. 血小板减少性紫癜

    B. 过敏性紫癜

    C. 急性白血病

    D. 急性关节炎

    E. 急腹症

12. 患儿10岁,阵发性腹痛,黑便2天,双下肢散在出血点,双膝关节肿胀,腹软,右下腹压痛,白细胞$12.5 \times 10^9/L$,血小板$200 \times 10^9/L$,血红蛋白110g/L,尿常规:蛋白质+,红细胞+/HP,颗粒管型0~3个/HP。首选治疗措施是

    A. 急诊手术   B. 肾上腺皮质激素   C. 抗生素

    D. 氯苯那敏   E. 雷尼替丁

13. 患儿10岁,因双下肢皮疹1周,拟诊为"过敏性紫癜"收入住院。查体双下肢可见高出皮面、压之不褪色的紫红色皮疹,部分融合成片,护理措施不妥的是

    A. 观察皮疹形态、颜色、数量、分布

    B. 防止擦伤和抓伤

    C. 衣服宽松柔软

    D. 避免接触各种可能的致敏原

    E. 用肥皂清洗皮肤

14. 患儿6岁,因反复双下肢皮疹2周,拟诊为"过敏性紫癜"收入院。患儿皮肤紫癜特征,除外

    A. 反复分批出现

    B. 多见于四肢及臀部对称分布

    C. 初起为紫红色斑丘疹,高出皮面

    D. 压之不褪色

    E. 主要分布在面部和躯干

15. 患儿10岁,以过敏性紫癜收入院,目前患儿出现血尿、蛋白尿及管型,伴有血压增高及水肿,应考虑

    A. 消化道出血   B. 紫癜性肾炎   C. 急性肾炎

    D. 高血压脑病   E. 肾病综合征

16. 患儿8岁,因双下肢皮疹伴血尿3天,以过敏性紫癜收入住院,下列过敏性紫癜累及肾脏的临床表现,错误的是

    A. 30%~60%患儿有肾脏损害症状

    B. 多发生于1个月内,症状轻重不一

    C. 多数患儿出现血尿、蛋白尿及管型

    D. 胆固醇升高

    E. 少数发展为慢性肾炎

A3/A4型题

(17~20题基于以下题干)

患儿8个月,面、耳、手足等部位皮肤出现斑丘疹,瘙痒剧烈,医院诊断为婴儿期湿疹。

17. 引起湿疹最主要的因素是

A. 外界刺激　　　　B. 过敏体质　　　　C. 气候条件

D. 精神紧张　　　　E. 内分泌失调

18. 急性湿疹的临床特点,错误的是

A. 皮损多对称分布　　　　　B. 皮疹为浸润肥厚、苔藓样变

C. 有剧烈瘙痒　　　　　　　D. 有渗出倾向

E. 易反复发作

19. 有关湿疹外用药物,错误的是

A. 应遵循外用药物的使用原则

B. 急性期无渗出或渗出不多者可用氧化锌油

C. 渗出多者可用糖皮质激素

D. 加用抗生素防止和控制继发感染

E. 可外用植物油软化后去除痂皮

20. 针对该患儿的健康教育,应除外

A. 避免使用普通肥皂

B. 避免穿着粗糙及羊毛衣物

C. 应经常使用衣物柔顺剂清洗婴儿衣物

D. 避免用喷雾剂及室内不应吸烟

E. 应经常使用吸尘机清理窗帘及地毯

(21～23 题基于以下题干)

患儿 12 岁,因双下肢皮疹伴腹痛 1 周就诊,门诊以过敏性紫癜收住院。目前,皮疹呈暗红色,偶有腹痛,大便隐血 ++,患儿沉默不语,有时烦躁易怒。

21. 该患儿的护理诊断,应除外

A. 潜在并发症:消化道出血　　　B. 排尿异常

C. 皮肤完整性受损　　　　　　　D. 疼痛

E. 焦虑

22. 对该患儿的护理,应特别强调

A. 卧床休息　　　　　　　　　　B. 吃无渣饮食,必要时禁食

C. 观察大便情况　　　　　　　　D. 腹痛时可腹部热敷

E. 注意腹部体征变化

23. 目前该患儿健康指导的重点是

A. 介绍本病病因　　　　　　　　B. 讲明卧床休息的目的

C. 解释限制饮食的目的　　　　　D. 讲解观察腹痛的方法

E. 介绍本病患病过程

(李伦兰)

99

第十五章 急症患儿的护理

一、实训指导

实训 15-1 惊厥、心跳呼吸骤停患儿的急救护理

【目的及内容】

1. 掌握惊厥、心跳呼吸骤停患儿的护理评估及护理措施。
2. 在实训时表现出认真、负责的态度,对患儿同情、爱护和关心。

【实训前准备】

1. 准备惊厥、心跳呼吸骤停的多媒体资料(录像、VCD 或课件)、急救模型、典型临床病例。
2. 学生应预习惊厥、心跳呼吸骤停的相关内容;准备护士服、帽子、口罩、听诊器、实训指导书、实训报告。

【方法及要求】

组织学生在护理模拟示教室观看"惊厥、心跳呼吸骤停"录像或进行临床实例分析讨论,并利用实验室模拟设备进行实际操作。

1. 患儿 3 岁,因"发热 2 天,抽搐 1 次"入院。

体格检查:T 38.5℃,P 108 次/分,R 29 次/分,神志清楚,呼吸规则,咽红,双肺呼吸音粗,心律齐,腹部平软,神经体征检查阴性。

辅助检查:血常规:WBC 19.28×10^9/L,L 0.20,N 0.80,RBC 4.92×10^{12}/L, PLT 31.6×10^9/L,HB 134g/L。

门诊拟"高热惊厥"收入院。

思考题:

(1)根据临床资料提出护理问题。
(2)制订相应的护理措施。

2. 患儿 12 岁,1 天前因"扩张型心肌病"收住院。值班护士午间巡视病房时,发现该患儿突然意识丧失,呼吸停止,呼之不应,小便失禁,颈动脉和股动脉搏动消失,血压测不出。

思考题:

(1)目前你应该采取最主要的急救措施是什么?
(2)复苏成功后,对该患儿护理观察的重点是什么?

【课后评价与反思】

通过对惊厥、心跳呼吸骤停患儿的护理评估,制订护理措施,请谈谈参加本次实训体会。

二、学习指导

【学习小结】

惊厥是儿科常见急症,是指全身或局部骨骼肌群突然发生不自主收缩,常伴有意识障碍。以婴幼儿多见,反复发作可致脑组织缺氧性损害。惊厥病因分为感染性因素和非感染性因素,婴幼儿最常见的是高热惊厥,根据发作特点和预后分为单纯性高热惊厥和复杂性高热惊厥。惊厥持续状态是惊厥危重表现。治疗原则为控制惊厥发作,寻找和治疗病因,预防惊厥复发。护理主要措施是备好急救用品,配合急救处理。惊厥发作时应就地抢救,立即让患儿平卧,头偏向一侧,在头下放些柔软的物品。解开衣领,松解衣服,清除患儿口鼻腔分泌物、呕吐物等,并将舌头轻轻向外牵拉,防止舌后坠阻塞呼吸道造成呼吸不畅。按医嘱给予止惊药物,如地西泮、苯巴比妥等,观察并记录患儿用药后反应。

心跳呼吸骤停为儿科危重急症,主要由窒息、意外事件、严重感染、心脏疾病等导致体内缺氧及二氧化碳潴留,使脑组织受损,发生脑水肿。表现为呼吸、心跳相继停止,意识丧失或抽搐,颈动脉和股动脉搏动消失,血压测不出。心电图示心动极缓、心室停搏或心室纤颤。此时患儿面临死亡,如及时抢救,往往可起死回生。复苏开始越早,抢救成功率越高。心肺复苏过程包括基础生命支持、进一步生命支持和延续生命支持三个阶段。护理人员应积极配合医生做好复苏准备,实施心肺复苏术,使心跳、呼吸骤停患儿迅速恢复呼吸、循环功能。心跳呼吸骤停的抢救措施归结为六点:A(airway)气道通畅;B(breathing)建立呼吸;C(circulation)胸外心脏按压;D(drugs)应用复苏药物;E(ECG)心电监护;F(defibrillation)消除心室纤颤。

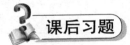 课后习题

A1 型题

1. 惊厥好发的年龄阶段为

A. 新生儿期   B. 婴幼儿期   C. 学龄前期

D. 学龄期   E. 青春期

2. 控制惊厥发作首选药物为

A. 地西泮   B. 苯巴比妥   C. 苯巴比妥钠

D. 水合氯醛   E. 苯妥英钠

3. 心跳呼吸骤停最突出的问题是

A. 二氧化碳潴留   B. 缺氧   C. 代谢性酸中毒

D. 电解质紊乱   E. 脑水肿

4. 心肺复苏成功标志,错误的是

A. 颈、肱、股动脉跳动,收缩压 > 60mmHg(8kPa)

B. 听到心音,心律失常转为窦性心律

C. 有自主呼吸

D. 瞳孔散大

E. 口唇、甲床颜色转红

A2 型题

5. 患儿 1 岁,因发热 2 天抽搐 1 次入院,首先应考虑的疾病是

A. 癫痫 　　　　　　 B. 高热惊厥 　　　　　　 C. 化脓性脑膜炎

D. 败血症 　　　　　　 E. 颅内肿瘤

6. 患儿 5 个月,因热性惊厥反复发作,以复杂性高热惊厥收住院。关于其临床特点,错误的是

A. 惊厥形式呈部分性发作

B. 惊厥反复发作 5 次以上

C. 发作后有暂时性麻痹,惊厥发作持续 15 分钟以内

D. 体温不太高时即出现惊厥

E. 在 24 小时以内发作≥2 次

7. 患儿 7 个月,因高热抽搐拟诊为"单纯型高热惊厥",给予退热止惊处理,关于其临床特点,错误的是

A. 多呈全身强直 – 阵挛性发作

B. 持续数秒至 10 分钟

C. 伴有发作后短暂嗜睡

D. 大多数患儿在以后热性疾病中不再发作

E. 一次热性疾病中,大多只发作一次

8. 患儿 2 岁,惊厥反复发作入院。护士巡视病房时发现患儿又出现抽搐,持续时间较长,考虑为惊厥持续状态。惊厥持续状态时

A. 惊厥持续达 10 分钟以上

B. 惊厥持续达 20 分钟以上

C. 惊厥持续达 30 分钟以上

D. 惊厥持续达 40 分钟以上

E. 惊厥持续达 60 分钟以上

9. 患儿 1 岁,因"发热 2 小时"来医院门诊时,突然四肢抽动,两眼上翻,口吐白沫,面色青紫。门诊护士立即采取处理措施,不妥的是

A. 立即送抢救室 　　　　　　 B. 解开衣领,头侧位平卧

C. 轻轻将舌向外牵拉 　　　　　　 D. 手心和腋下放置纱布

E. 在上下牙之间放置缠纱布的压舌板

10. 患儿 11 月,门诊拟诊为"惊厥原因待查"收入院,护士要重点观察的是

A. 体位变化 　　　　　　 B. 呼吸、瞳孔变化 　　　　　　 C. 发绀程度

D. 呕吐情况 　　　　　　 E. 肌张力改变

11. 患儿 4 个月,确诊为"先天性心脏病",哭闹时突然心跳呼吸骤停。抢救时胸外心脏按压频率至少为

A. 160 次 / 分 　　　　　　 B. 130 次 / 分 　　　　　　 C. 100 次 / 分

D. 80 次 / 分 　　　　　　 E. 60 次 / 分

12. 患儿 2 岁,因溺水窒息,呼吸、心跳停止。抢救时术者吹气频率至少为

A. 10 次 / 分 　　 B. 20 次 / 分 　　 C. 30 次 / 分 　　 D. 45 次 / 分 　　 E. 60 次 / 分

13. 患儿 3 岁,因头部外伤,出现心跳呼吸骤停,抢救时进行心脏按压,不正确的方法是

A. 小婴儿按压可用双手环抱按压胸骨 1/3 处

B. 对幼儿抢救者可单手按压胸骨下 1/3

C. 对 10 岁以上儿童抢救者双手按压胸骨下 1/3 处

D. 对学龄儿童心脏按压 100 次 / 分

E. 对小婴儿心脏按压 130 次 / 分

14. 护士午间巡视病房时,发现患儿突然意识丧失,呼之不应,大动脉搏动消失,目前应采取的急救措施是

A. 心肺复苏术   B. 电除颤   C. 吸氧

D. 心电监护   E. 机械通气

A3／A4 型题

(15～17 题基于以下题干)

患儿 2 岁,发热 1 天,突然意识丧失,头后仰,面部及四肢肌肉呈强直性收缩,眼球固定,口吐白沫,面色青紫,持续时间达 30 分钟以上。

15. 该患儿应考虑为

A. 高热惊厥   B. 低钙惊厥   C. 惊厥持续状态

D. 惊厥   E. 窒息

16. 该患儿目前最主要的护理诊断,错误的是

A. 急性意识障碍   B. 有窒息的危险   C. 有受伤的危险

D. 体温过高   E. 营养不良

17. 该患儿目前最主要的护理措施,错误的是

A. 急救护理   B. 饮食指导   C. 预防外伤

D. 病情观察   E. 健康教育

(18～20 题基于以下题干)

患儿 3 岁,不慎落入蓄水池中,救出水面时,面色苍白,无呼吸,未触及大动脉搏动。

18. 目前该患儿应行心肺复苏术,其操作要点错误的是

A. 保持气道通畅,建立呼吸   B. 胸外心脏按压

C. 应用复苏药物   D. 心电监护,消除心室纤颤

E. 复苏后立即转普通病房

19. 对该患儿进行单人心肺复苏操作,按压部位为

A. 两乳头连线中点   B. 胸骨中段

C. 胸骨中下 2/3 交界处   D. 胸骨中下 1/3 交界处

E. 胸骨下段

20. 复苏成功后,护理措施不妥的是

A. 密切观察病情   B. 加强呼吸道管理   C. 做好日常护理

D. 心理护理   E. 康复指导

(李伦兰)

模拟试卷

模拟试卷一

一、选择题 (每题 1 分,共 60 分)

1. 新生儿期指

A. 从受孕到生后脐带结扎

B. 从出生脐带结扎开始到满 28 天

C. 从出生脐带结扎开始到满 29 天

D. 从出生脐带结扎开始到满 1 个月

E. 从出生脐带结扎开始到满 1 周岁

2. 婴儿 9 个月,描写其生长发育特点时,下列错误的是

A. 生长发育最迅速   B. 易发生消化与营养紊乱

C. 饮食以乳汁为主   D. 需要有计划接受预防接种

E. 抗病能力较强,不容易患传染病

3. 新生儿,胎龄 34 周,出生体重 2.6kg,身长 47cm,皮肤红嫩,胎毛多,头发细软,足底前 1/3 有纹理,该新生儿应为

A. 足月小样儿   B. 足月儿   C. 过期产儿

D. 早产儿   E. 低出生体重儿

4. 早产儿,生后 1 天,有窒息史。现烦躁不安,尖叫,肢体痉挛,前囟饱满,36 小时后变为肌肉松弛,体温正常,最可能医疗诊断是

A. 新生儿败血症   B. 新生儿脑膜炎   C. 新生儿肺炎

D. 新生儿破伤风   E. 新生儿颅内出血

5. 新生儿,日龄 7 天,生后第 3 天出现皮肤轻度黄染,一般情况良好,血清胆红素 170 μmol/L(10mg/dl)。该新生儿可能是

A. 新生儿败血症   B. 新生儿溶血症

C. 先天性胆道闭锁   D. 新生儿肝炎

E. 生理性黄疸

6. 早产儿,日龄 5 天,不吃、不哭、体温不升,呼吸浅表。体检:下肢、臀部皮肤发硬,呈紫红色,伴有凹陷性水肿,考虑患儿发生

A. 新生儿败血症   B. 新生儿破伤风

C. 新生儿颅内出血   D. 新生儿脑膜炎

E. 新生儿寒冷损伤综合征

7. 患儿 3 个月,近期经常夜惊哭闹,医生诊断为佝偻病初期。佝偻病初期主要表现是

A. 易激惹、多汗等神经精神症状   B. 骨骼畸形

C. 手镯征   D. 肌张力低下   E. 出牙延迟

8. 患儿 3 个月,系早产儿,在对家长进行预防佝偻病健康教育时,应特别强调

    A. 母乳喂养　　　　　　B. 及早添加辅食　　　　C. 口服鱼肝油

    D. 口服钙剂　　　　　　E. 经常晒太阳

9. 患儿 6 个月,人工喂养,平时睡眠不安,多汗。今外出晒太阳后突然全身抽搐 5 ~ 6 次,历时 1 分钟左右,抽搐停止后一切活动如常。肛温 37.3℃。首先考虑

    A. 癫痫　　　　　　　　B. 低血糖　　　　　　　C. 脑膜炎

    D. 低镁血症　　　　　　E. 维生素 D 缺乏性手足搐搦症

10. 患儿 3 个月,人工喂养,平时睡眠不安,多汗。今晨突然全身抽搐 2 次,历时 1 分钟左右,抽搐停止后一切活动如常。最主要的护理措施是

    A. 增加户外活动　　　　　　　　　　B. 按医嘱补充维生素 D 及钙

    C. 预防维生素 D 中毒　　　　　　　　D. 给家长进行健康指导

    E. 预防骨骼畸形和骨折

11. 患儿因腹泻收入住院,检查发现患儿有循环障碍,需用 2∶1 等张液,其 2∶1 等张液成分为

    A. 2 份 10% 葡萄糖液∶1 份生理盐水

    B. 2 份生理盐水∶1 份 10% 葡萄糖液

    C. 2 份生理盐水∶1 份 1.4% 碳酸氢钠

    D. 2 份 1.87% 乳酸钠∶1 份生理盐水

    E. 2 份 10% 葡萄糖液∶1 份 1.4% 碳酸氢钠

12. 患儿 2 岁,腹泻 2 天,为黄绿色稀便,内有奶瓣和泡沫,量不多,为了防止脱水,配制传统口服补液盐中每 100ml 碳酸氢钠含量是

    A. 0.15g　　　　B. 0.2g　　　　C. 0.25g　　　　D. 0.3g　　　　E. 0.35g

13. 患儿 8 个月,呕吐、腹泻 3 天,每日大便 15 次,皮肤弹性极差,无尿。血清钠 140mmol/L,请判断患儿脱水的程度和性质

    A. 轻度高渗性脱水　　B. 重度低渗性脱水　　　C. 轻度等渗性脱水

    D. 重度等渗性脱水　　E. 轻度低渗性脱水

14. 患儿 11 个月,发热、咳嗽 3 天,气喘 2 天。体检,T 39.1℃,P 180 次 / 分,R 80 次 / 分,烦躁不安,满肺哮鸣音,可闻及中细湿啰音,肝右肋下 2cm。患儿目前最主要的护理问题是

    A. 体温改变　　　　　　B. 气体交换受损　　　　C. 焦虑不安

    D. 知识缺乏　　　　　　E. 潜在并发症:急性心力衰竭

15. 患儿 5 个月,腹泻、高热 3 天入院,大便 10 次 / 日,蛋花汤样腥臭味,混合喂养,未加辅食,户外活动少,体检,精神委靡,前囟眼眶下陷,颅骨软化,两肺 (-),心音低钝,腹胀,入院后给以补液,突然出现抽搐,可能发生

    A. 高热惊厥　　　　　　B. 化脓性脑膜炎　　　　C. 中毒性脑病

    D. 低钙惊厥　　　　　　E. 病毒性脑炎

16. 患儿 1 岁,因肺炎并发心衰住院,应立即给予

    A. 酚妥拉明　　B. 地塞米松　　C. 地高辛　　D. 毛花苷 C　　E. 呋塞米

17. 先天性心脏病最常见类型是

    A. 房间隔缺损　　　　　　B. 室间隔缺损　　　　C. 动脉导管未闭

D. 法洛四联症　　　　　　E. 肺动脉狭窄

18. 左向右分流型先天性心脏病最常见的并发症是

A. 支气管肺炎　　　　　B. 感染性心内膜炎　　　　C. 脑栓塞

D. 脑脓肿　　　　　　　E. 脑膜炎

19. 患儿4岁,婴儿期开始发现发绀,逐渐加重,有昏厥及抽搐史。查体:胸骨左缘第3肋间有Ⅱ级收缩期杂音,P_2减弱,有杵状指。最可能的诊断是

A. 房间隔缺损　　　　　B. 室间隔缺损　　　　　C. 动脉导管未闭

D. 法洛四联症　　　　　E. 肺动脉狭窄

20. 患儿6岁,因急性肾炎住院,检查尿液呈酸性,其血尿颜色多为

A. 淡黄色　　　　　　　B. 深黄色　　　　　　　C. 浓茶水样

D. 洗肉水样　　　　　　E. 鲜红色

21. 急性肾炎严重表现多发生在起病后

A. 第1~2周内　　　　　B. 第3周内　　　　　　C. 第4周内

D. 第6周内　　　　　　E. 第8周内

22. 患儿因急性肾炎住院2周出院,家长希望孩子能按时上学,患儿恢复上学的标准是

A. 尿常规正常　　　　　B. 血压正常　　　　　　C. 血沉正常

D. 阿迪计数正常　　　　E. 血尿消失

23. 患儿10岁。以急性肾炎收入院,目前血压140/95mmHg,昨日尿量300ml,今日主诉头痛、头晕、恶心、眼花,应考虑为

A. 电解质紊乱　　　　　B. 颅内出血　　　　　　C. 脑疝

D. 高血压脑病　　　　　E. 脑积水

24. 生理性贫血常发生于生后

A. 1周　　　　　　　　B. 1个月　　　　　　　C. 2~3个月

D. 3~4个月　　　　　　E. 6个月

25. 患儿6个月,因患缺铁性贫血需要口服铁剂,嘱其口服铁剂最佳时间是

A. 餐前　　　　　　　　B. 餐时　　　　　　　　C. 餐后

D. 两餐之间　　　　　　E. 随意

26. 患儿10个月,面黄来就诊。诊断为营养性巨幼细胞贫血,下列处理正确的是

A. 口服铁剂　　　　　　B. 口服胃蛋白酶　　　　C. 口服维生素C

D. 肌注维生素B_{12}　　　E. 预防发生心功能不全

27. 患儿8个月,母乳喂养,未加辅食。近2个月面色苍白,食欲低下,经检查诊断为缺铁性贫血,拟用铁剂治疗,下列提法正确的是

A. 首选二价铁　　　　　B. 不宜在两餐之间服用　C. 与牛奶同服

D. 忌与维生素C同服　　E. 贫血纠正后即停铁剂

28. 化脓性脑膜炎主要传播途径是

A. 血液传播　　　　　　B. 粪便传播　　　　　　C. 昆虫传播

D. 呼吸道飞沫传播　　　E. 接触传播

29. 婴儿患化脓性脑膜炎最常见的病原菌是

A. 大肠埃希菌　　　　　B. 肺炎链球菌　　　　　C. 金黄色葡萄球菌

D. 脑膜炎双球菌 　　　　E. 流感嗜血杆菌

30. 患儿 1 岁,因出现高热、呕吐、精神差而入院,初步判断为化脓性脑膜炎,要确诊需做的检查是

A. 血常规 　　　　B. 尿常规 　　　　C. 脑脊液检查

D. 脑 CT 　　　　E. 脐分泌物培养

31. 先天性甲状腺功能减低症新生儿期早期表现是

A. 生理性黄疸延长 　　　　B. 腹胀、便秘 　　　　C. 低温

D. 心率慢 　　　　E. 少哭多睡,声音嘶哑

32. 先天性甲状腺功能减低症的患儿,在服用甲状腺素制剂时,应同时加用何种物质来满足机体代谢需要

A. 钠盐 　　　　B. 钾盐 　　　　C. 高蛋白,高维生素食物

D. 利尿剂 　　　　E. 碘盐

33. 苯丙酮尿症患儿最主要的临床表现是

A. 呕吐 　　　　B. 皮肤变白 　　　　C. 喂养困难

D. 智力低下 　　　　E. 步态不稳

34. 苯丙酮尿症患儿的家长想知道该病属于哪类遗传病

A. X 伴性显性遗传 　　　　　　　　B. X 伴性隐性遗传

C. 常染色体显性遗传 　　　　　　　　D. 常染色体隐性遗传

E. 多基因遗传

35. 小儿惊厥好发年龄是

A. 2 ~ 3 个月 　　　　B. 3 ~ 4 个月 　　　　C. 6 ~ 8 个月

D. 1 ~ 2 岁 　　　　E. 6 个月 ~ 3 岁

36. 婴幼儿最常见的惊厥原因是

A. 高热惊厥 　　　　B. 癫痫 　　　　C. 中毒性脑病

D. 脑炎和脑膜炎 　　　　E. 低血糖和水电解质紊乱

37. 心跳呼吸骤停的诊断依据不包括

A. 心跳呼吸停止 　　　　B. 大动脉搏动消失 　　　　C. 意识丧失、瞳孔散大

D. 血压测不出 　　　　E. 瞳孔缩小、面色苍白

(38 ~ 39 题基于以下题干)

患儿生后 2 天,因皮肤、巩膜出现黄染入院。查体:T 36.8℃、P 132 次 / 分、R 24 次 / 分,精神差,食欲及大小便均正常。

38. 该患儿最可能为

A. 颅内出血 　　　　B. 病理性黄疸 　　　　C. 生理性黄疸

D. 败血症 　　　　E. 先天性胆道闭锁

39. 此时最佳的处理措施是

A. 给予白蛋白 　　　　B. 给予蓝光治疗 　　　　C. 观察黄疸变化

D. 补液 　　　　E. 暂停母乳喂养

(40 ~ 41 题基于以下题干)

患儿生后半小时,出生体重为 1950g,皮肤毳毛多,头发细软,外耳廓软不成形,乳腺无

结节,足底光秃无纹理。现患儿体温 35.2℃,因生活能力低下入儿科。

40. 根据患儿特征,估计此新生儿可能为

A. 早产儿　　　　　　B. 正常足月儿　　　　　C. 低出生体重儿

D. 极低出生体重儿　　E. 超低出生体重儿

41. 对该患儿进行护理,首要的是

A. 鼻饲供给营养　　　B. 保暖,维持体温稳定　　C. 按医嘱使用抗生素

D. 面罩正压人工呼吸　E. 保持皮肤清洁干燥

(42~43 题基于以下题干)

患儿 1 岁半。有肋骨串珠、肋膈沟、手镯及脚镯征,下肢为 O 形腿,长骨 X 线片干骺端呈毛刷状及杯口状改变。

42. 最可能的医疗诊断是

A. 软骨营养不良　　　B. 佝偻病初期　　　　　C. 佝偻病激期

D. 佝偻病恢复期　　　E. 佝偻病后遗症期

43. 最主要的护理诊断是

A. 知识缺乏　　　　　B. 体温过高　　　　　　C. 潜在并发症

D. 有感染危险　　　　E. 营养失调:低于机体需要量

(44~46 题基于以下题干)

患儿 9 个月,腹泻、呕吐 4 天,大便为蛋花汤样,1 天来伴明显口渴、尿少、精神不振。查体:方颅,皮肤弹性差,眼窝及前囟明显凹陷,血清钠 140mmol/L。

44. 请判断该患儿脱水程度及性质

A. 轻度等渗性脱水　　B. 中度等渗性脱水　　　C. 重度等渗性脱水

D. 轻度高渗性脱水　　E. 中度低渗性脱水

45. 对该患儿补液应首先选用的液体是

A. 1/2 张含钠液　　　B. 2:1 等张含钠液　　　C. 1/3 张含钠液

D. 1/4 张含钠液　　　E. 1/5 张含钠液

46. 若患儿经输液后尿量增加,皮肤弹性、眼眶、前囟基本恢复正常,突然出现惊厥,考虑为

A. 中毒性脑病　　　　B. 化脓性脑膜炎　　　　C. 急性颅内高压症

D. 低血钙　　　　　　E. 高血钾

(47~49 题基于以下题干)

患儿 3 岁。生后即发现心脏有杂音,婴儿期喂养困难,易疲乏。经常咳嗽,每年冬天患肺炎。查体:生长发育落后,心前区隆起,心界向左下扩大,心率 160 次/分,胸骨左缘第 3~4 肋间有 Ⅵ 级粗糙收缩期杂音,P_2 亢进。

47. 该患儿最可能的诊断是

A. 房间隔缺损　　　　B. 室间隔缺损　　　　　C. 动脉导管未闭

D. 法洛四联症　　　　E. 肺动脉狭窄

48. 该患儿首优护理诊断是

A. 气体交换受损　　　B. 清理呼吸道无效　　　C. 潜在并发症:心力衰竭

D. 活动无耐力　　　　E. 营养失调

49. 该患儿治疗最终要采取

A. 内科保守治疗　　　　B. 发病时内科用药　　　　C. 中医中药治疗

D. 近期手术根治　　　　E. 成年后手术治疗

(50～52题基于以下题干)

患儿男,7岁,水肿、尿少、肉眼血尿3天。尿常规:尿蛋白(++),红细胞满视野/高倍镜。

50. 考虑此患儿是

A. 急性肾小球肾炎　　　　B. 慢性肾小球肾炎　　　　C. 肾炎性肾病

D. 单纯性肾病　　　　E. 肾盂肾炎

51. 经治疗病情好转,能恢复上学但需免上体育课指标是

A. Addis 计数　　　　B. 血压正常　　　　C. 尿常规

D. 无水肿　　　　E. 血沉正常

52. 经治疗病情好转,能恢复正常生活指标是

A. Addis 计数　　　B. 血压正常　　　C. 尿常规　　　D. 无水肿　　　E. 血沉正常

(53～56题基于以下题干)

1岁患儿,母乳喂养,未加辅食,约2个月前发现患儿活动少,不哭、不笑、面色蜡黄,表情呆滞,手及下肢颤抖。检查发现肝、脾增大,血红细胞 1×10^{12}/L。血红蛋白65g/L。血清铁、叶酸正常,血清维生素 B_{12} 降低。

53. 该患儿贫血程度为

A. 轻度贫血　　　　B. 中度贫血　　　　C. 重度贫血

D. 极重度贫血　　　　E. 溶血性贫血

54. 对该患儿处理正确的是

A. 口服铁剂治疗　　　　　　　　　　B. 添加山楂、鸡内金

C. 避免服用维生素 C　　　　　　　　D. 用维生素 B_{12} 治疗

E. 用维生素 B_{12} 和叶酸治疗

55. 该患儿可能患的疾病是

A. 营养性巨幼红细胞贫血　　　　　　B. 营养性缺铁性贫血

C. 营养性混合性贫血　　　　　　　　D. 溶血性贫血

E. 感染性贫血

56. 预防该疾病应强调

A. 预防感染　　　　B. 多晒太阳　　　　C. 加强锻炼

D. 促进小儿食欲　　　　E. 按时添加辅食

(57～58题基于以下题干)

患儿6个月,吐奶拒食,嗜睡2天。查体:面色青灰,前囟紧张,脐部少许脓性分泌物,可疑化脓性脑膜炎。

57. 最重要的确诊检查是

A. 血常规　　　　B. 尿常规　　　　C. 脑脊液检查

D. 脑 CT　　　　E. 脐分泌物培养

58. 该患儿护理措施中错误的是

A. 术后2小时可抱起喂奶　　　　　　B. 密切观察生命体征

C. 去枕平卧 6 小时　　　　　　　　　　　　D. 观察局部有无出血现象

E. 如颅内压高可按医嘱用脱水剂

(59~60 题基于以下题干)

患儿 3 岁,发热 3 天,昏迷 2 天。T 38℃,颈抵抗,病理反射阳性,呼吸快慢不均,有双吸气,两肺无啰音,心率 140 次/分,PaO$_2$ 45mmHg,PaCO$_2$ 55mmHg。

59. 本病应考虑为

A. 肺炎　　　　　　　　B. 心力衰竭　　　　　　　　C. 中枢性呼吸衰竭

D. 周围性呼吸衰竭　　　E. 喉炎

60. 该患儿首优护理诊断是

A. 营养失调　　　　　　B. 气体交换受损　　　　　　C. 清理呼吸道无效

D. 有皮肤完整性受损的危险　　　E. 焦虑

二、名词解释 (每题 1 分,共 5 分)

1. 胎儿期

2. 足月新生儿

3. 生理性黄疸

4. 维生素 D 缺乏性佝偻病

5. 低钾血症

6. 支气管肺炎

7. 急性肾小球肾炎

8. 贫血

9. 病毒性脑炎

10. 风湿热

三、填空题 (每个空 1 分,共 20 分)

1. 围生期指的是____。

2. 新生儿期护理重点是____、____、____和____。

3. 营养不良患儿皮下脂肪首先减少的是_____。

4. 口服补液盐是由氯化钠____、碳酸氢钠____、氯化钾____、葡萄糖____、加水____混合而成。

5. 法洛四联症患儿一旦出现脑缺氧发作,应立即取____体位。

6. 婴幼儿营养性缺铁性贫血最常见的原因是____,预防措施是____。

7. 新生儿化脓性脑膜炎最常见的病原体是____。

8. 小儿急性心力衰竭伴肺水肿最突出的体征是_____。

9. 右向左分流常见先天性心脏病是____、____。

10. 病毒感染以____引起秋冬季腹泻最为常见,细菌感染以____为主。

四、简答题 (每题 4 分,共 8 分)

1. 如何预防维生素 D 缺乏性佝偻病?

2. 小儿肺炎合并心力衰竭的主要表现有哪些?

五、问答题 (共 7 分)

患儿 18 个月,因发热伴咳嗽 3 天,加重伴呼吸困难 1 天就诊。查体:体温 39.1℃,嗜睡,精神差,躯干可见散在红色斑丘疹,呼吸急促,左肺可闻及散在中小水泡音。血常规显示:WBC 22×10^9/L,N 0.90,L 0.10。

患儿住院后,经治疗病情曾一度好转,但今天起病情突然加重,出现高热及呼吸困难,查体:体温39.5℃,呼吸60次/分,烦躁不安,呼吸困难加重,可见鼻翼扇动及三凹征,面色苍白,唇周发绀,心率140次/分,心音有力,律齐,无奔马律,右肺呼吸音减低,肝脾无肿大。

请问:

(1) 患儿有哪些护理问题?(1分)

(2) 可能出现的并发症有哪些?(2分)

(3) 对此患儿应采取哪些治疗措施?(4分)

模拟试卷二

一、选择题 (每题 1 分,共 60 分)

1. 婴儿期是指

A. 从生后至 28 天后

B. 从生后至 1 周岁前

C. 从生后 1 个月到满 6 个月

D. 从生后 28 天到满 1 周岁

E. 从生后 1 周岁到 3 周岁

2. 小儿出生后生长发育最快时期是

A. 新生儿期　　　　　B. 婴儿期　　　　　　　C. 幼儿期

D. 学龄前期　　　　　E. 学龄期

3. 新生儿,胎龄 36 周,出生时体重 2000g,T 36.4℃,P 130 次／分,R 45 次／分,心、肺检查无异常,吸吮力弱。该患儿是

A. 新生儿　　　　　　B. 未成熟儿　　　　　　C. 新生儿颅内出血

D. 新生儿破伤风　　　E. 新生儿败血症

4. 患儿日龄 5 天,生后 24 小时内出现黄疸,进行性加重,在蓝光疗法中,下列措施错误的是

A. 使用前调节好箱内温、湿度

B. 将患儿脱光衣服,系好尿布,戴好护眼罩放入箱中

C. 保持箱内温、湿度相对恒定,使体温稳定于 36～37℃

D. 进行过程中适当限制液体供给

E. 严密观察病情,注意副作用

5. 新生儿,20 天,发热 3 天,皮肤黄染退而复现 3 天,精神委靡、嗜睡、不吃奶、不哭、不动,脐窝有少许脓性分泌物,诊断为新生儿败血症,其首选护理措施

A. 消除脐部感染灶　　B. 少量多次喂水　　　　C. 维持体温

D. 避免声光刺激　　　E. 立即放入暖箱

6. 足月新生儿,出生 2 周应添加维生素 D 预防佝偻病,其每天口服维生素 D 正确剂量是

A. 200～300IU　　　　B. 300～400IU　　　　　C. 400～800IU

D. 10 万～30 万 IU　　E. 30 万～60 万 IU

7. 早产儿,生后 1 天,有窒息史。现烦躁不安,尖叫,肢体痉挛,前囟饱满,36 小时后变为肌肉松弛,体温正常,最可能的医疗诊断是

A. 新生儿败血症　　　B. 新生儿脑膜炎　　　　C. 新生儿肺炎

D. 新生儿破伤风　　　E. 新生儿颅内出血

8. 早产儿,生后 3 天,食欲差,哭声低,测体温 34.5℃,下肢出现硬肿,皮肤发凉,心音低钝,心率 100 次／分。首优护理诊断为

A. 营养失调　　　　　B. 体温过低　　　　　　C. 有感染危险

D. 有窒息危险　　　　E. 有出血危险

9. 母乳喂养儿患佝偻病低于人工喂养儿的原因是母乳中

A. 维生素 D 含量高   B. 含钙多   C. 钙、磷比例适宜

D. 含乳白蛋白多   E. 含磷多

10. 维生素 D 缺乏性手足搐搦症惊厥发作时,应急处理不正确的是

A. 立即使用止惊剂   B. 立即肌内注射维生素 D

C. 止惊后补充钙剂   D. 做好喉痉挛的抢救准备

E. 症状控制后补充维生素 D

11. 患儿 8 个月,儿保门诊检查,体重 8kg,身长 68cm,头围 46cm,前囟未闭,未出牙,有肋骨串珠,血钙稍低,血磷明显降低,碱性磷酸酶增高,拟诊断为

A. 佝偻病   B. 克汀病   C. 唐氏综合征

D. 脑积水   E. 重度营养不良

12. 患儿 6 个月,因腹泻、呕吐 2 天入院,医生经过诊断确定为重型腹泻。重型腹泻与轻型腹泻的鉴别点是

A. 蛋花汤样大便   B. 每天大便可达十余次   C. 大便腥臭有黏液

D. 伴有呕吐   E. 尿量明显少、电解质紊乱

13. 大肠埃希菌肠炎多发生于

A. 1～3 月份   B. 3～6 月份   C. 5～8 月份

D. 8～10 月份   E. 10～12 月份

14. 患儿 7 个月,生后人工喂养,因腹泻、中度等渗性脱水入院。经补液治疗后,该患儿脱水体征基本消失,呼吸平稳,但精神仍差,腹胀明显,四肢软弱无力,应考虑合并

A. 低血糖   B. 低钙血症   C. 低钾血症

D. 低镁血症   E. 代谢性酸中毒

15. 腹泻、脱水患儿经补液治疗后已排尿,按医嘱继续输液 400ml 需加入 10% 氯化钾最多不应超过

A. 6ml   B. 8ml   C. 10ml   D. 12ml   E. 14ml

16. 患儿生后 3 天,发热、鼻塞,体检:体温 39.8℃,咽部充血,诊断为"上呼吸道感染"。对该患儿应首选

A. 解开过厚衣被散热   B. 口服退热药物

C. 用退热栓降温   D. 用 0.5% 麻黄碱滴鼻

E. 用 50% 乙醇擦浴

17. 患儿 5 个月,发热、咳嗽 2 天,体温 39.5℃,心率 150 次／分,呼吸 35 次／分。该患儿首选的护理诊断是

A. 营养缺乏   B. 体温过高   C. 体液不足

D. 气体交换受损   E. 清理呼吸道无效

18. 法洛四联症患儿喜蹲踞主要是因为这能使

A. 心脑供血量增加   B. 缓解漏斗部痉挛

C. 腔静脉回心血量增加   D. 休息,缓解疲劳

E. 增加体循环阻力、减少右向左分流血量

19. 患儿 2 岁,因先天性心脏病收入住院,检查发现患儿脉压增大伴有毛细血管搏动,

提示

    A. 室间隔缺损   B. 房间隔缺损   C. 动脉导管未闭

    D. 法洛四联症   E. 肺动脉狭窄

20. 患儿 2 岁,生后即发现心脏有杂音,婴儿期喂养困难,经常咳嗽,得过 3 次肺炎。查体:消瘦,心前区隆起,心界向左下扩大,胸骨左缘第 3~4 肋间有Ⅵ级粗糙收缩期杂音,P₂ 增强,最可能的诊断是

    A. 房间隔缺损   B. 室间隔缺损   C. 动脉导管未闭

    D. 法洛四联症   E. 肺动脉狭窄

21. 患儿 5 岁,因风湿热心脏炎住院,护理不正确的是

    A. 卧床休息   B. 少量多餐   C. 不限制活动

    D. 限制盐和水   E. 高维生素饮食

22. 法洛四联症不包括

    A. 肺动脉狭窄   B. 室间隔缺损   C. 主动脉骑跨

    D. 左心室肥厚   E. 右心室肥厚

23. 患儿 9 岁,因急性肾炎住院,该患儿早期护理措施正确的是

    A. 测血压 4 次 / 日、晨尿送检 1 次 / 日

    B. 测血压 2 次 / 日、晨尿送检 2 次 / 周

    C. 测血压 1 次 / 日、晨尿送检 1 次 / 日

    D. 测血压 1 次 / 日、晨尿送检 2 天 1 次

    E. 测血压 2 次 / 日,晨尿送检 1 次 / 周

24. 患儿 9 岁,因肾病综合征入院,检查发现患儿水肿较重,护理时应采取

    A. 严格禁止钠摄入   B. 绝对卧床休息直至水肿消退

    C. 保持皮肤湿润   D. 少翻身以免皮肤擦伤

    E. 在肢体突出部位垫棉垫

25. 急性肾小球肾炎最重要的临床表现是

    A. 水肿、少尿、高血压、蛋白尿   B. 水肿、少尿、血尿、高血压

    C. 水肿、少尿、蛋白尿、血尿   D. 蛋白尿、氮质血症、高血压

    E. 血尿、少尿、高血压、氮质血症

26. 患儿 6 岁。因颜面水肿 2 周以"肾病综合征"收住院。现患儿阴囊皮肤薄而透明,水肿明显,对该患儿首要护理措施是

    A. 绝对卧床休息   B. 高蛋白饮食

    C. 严格控制水入量   D. 保持床铺清洁、柔软

    E. 用丁字带托起阴囊并保持干燥

27. 患儿 2 岁,血常规显示血红蛋白 30~60g/L,表明

    A. 轻度贫血   B. 中度贫血   C. 重度贫血

    D. 极度贫血   E. 恶性贫血

28. 预防小儿营养性缺铁性贫血应强调

    A. 母乳喂养   B. 牛乳喂养   C. 服用铁剂

    D. 母乳加辅食,如蛋黄、豆类、肉类   E. 母乳加辅食,如蔬菜、水果汁

29. 患儿12个月,因面黄就诊。一直羊奶喂养,未加辅食,诊断为营养性巨幼细胞贫血,下列处理最重要的是

A. 增加辅食　　　　　　　　　　　　B. 使用维生素 B₁₂ 及叶酸

C. 口服铁剂　　　　　　　　　　　　D. 口服维生素 C

E. 输血

30. 患儿10个月,面黄,手有震颤,血红蛋白80g/L,血片中红细胞形态大小不等,以大红细胞为多。首先考虑

A. 溶血性贫血　　　　　　　　　　　B. 生理性贫血

C. 营养性缺铁性贫血　　　　　　　　D. 小细胞低色素性贫血

E. 营养性巨幼细胞贫血

31. 患儿10个月,母乳喂养,未添加辅食,近2个月出现面黄、食欲下降。查体提示小细胞低色素性贫血。最先考虑的护理诊断是

A. 活动无耐力　　　　B. 有受伤危险　　　　C. 有感染危险

D. 营养失调:低于机体需要量　　　　E. 慢性意识障碍

32. 化脓性脑膜炎最可靠的诊断依据是

A. 婴幼儿前囟饱满　　　　　　　　　B. 白细胞增高

C. 脑脊液检出致病菌　　　　　　　　D. 高热、头痛、喷射性呕吐

E. 脑脊液压力高、细胞数高、蛋白高,糖下降

33. 患儿8个月,患化脓性脑膜炎入院,治疗期间患儿最可能发生的并发症是

A. 惊厥　　　　　　B. 脑疝　　　　　　C. 硬膜下积液

D. 脑积水　　　　　E. 脑室管膜炎

34. 患儿8个月,患病毒性脑炎住院,患儿临危表现可能是

A. 高热持续不退　　B. 频繁惊厥　　　　C. 出现脑疝

D. 喷射性呕吐　　　E. 前囟隆起

35. 先天性甲低症临床表现除外

A. 头大颈短　　　　B. 特殊面容　　　　C. 智力低下

D. 上部量短,下部量长　E. 怕冷

36. 先天性甲低症体温过低与下列因素有关的是

A. 新陈代谢过低　　B. 食量少　　　　　C. 肠蠕动减慢

D. 摄入维生素不足　E. 保暖不良

37. 婴儿期最易出现心力衰竭的病因是

A. 心肌炎

B. 心内膜弹力纤维增生症

C. 先天性心脏病

D. 风湿性心脏病

E. 急性肾炎

38. 患儿因肺炎合并心力衰竭入院,使用洋地黄制剂,以下错误的是

A. 准确计算洋地黄制剂剂量

B. 用药前测心率,婴儿心率 < 100 次 / 分停药

C. 观察有无恶心、呕吐及心律不齐

D. 同时服用氯化钙

E. 同时服用氯化钾

39. 心跳呼吸骤停病人现场急救时首先应采用

A. 气管切开
B. 气管插管

C. 插管后连接呼吸机
D. 口对口人工呼吸

E. 简易呼吸机

40. 患儿2岁,发热T 38.5℃,明显气促,烦躁发绀,呼吸68次/分,稍深,P 170次/分,肝在肋下2.5cm,心音低钝,肺内有细湿啰音,白细胞高,此时突出症状是

A. 心力衰竭
B. 酸中毒
C. 毒血症

D. 毛细支气管炎
E. 支气管炎

41. 患儿8个月,系早产儿,生后人工喂养以牛乳及米粉为主,4个月后加蛋黄,菜泥,生长发育快,查:发育中,营养差,体重7kg,面色苍白,心肺(−),肝在肋下3cm,脾(−),Hb 6g/L,RBC 250万/L

A. 营养性缺铁性贫血
B. 营养性巨幼细胞贫血

C. 营养性混合性贫血
D. 生理性贫血

E. 再生障碍性贫血

(42～43题基于以下题干)

早产儿,生后16小时,第二产程延长,吸引器助产,出生时窒息2分钟,复苏后嗜睡、尖叫。查体:T 36℃,口周发青,前囟饱满,心肺(−)。

42. 该患儿临床诊断为

A. 新生儿化脓性脑膜炎
B. 新生儿破伤风

C. 新生儿脐炎
D. 新生儿颅内出血

E. 新生儿败血症

43. 该患儿首优护理诊断为

A. 有窒息危险
B. 有受伤危险

C. 有感染危险
D. 营养不良

E. 潜在并发症:颅内压增高

(44～45题基于以下题干)

患儿4个月,睡眠时常烦躁哭闹,难以入睡,诊断为佝偻病,给予维生素D₃ 30万IU肌注后突然发生全身抽搐3次,每次约20～60秒,发作停止时精神如常,体重6kg,体温37.9℃,有枕秃及颅骨软化,血清1.68mmol/L。

44. 对该患儿护理应首先采取

A. 继续补充维生素D
B. 降低患儿体温

C. 在病床两侧加床档
D. 尽快给予葡萄糖酸钙

E. 及时纠正碱中毒

45. 该患儿现在抽搐的主要原因是

A. 缺乏维生素D
B. 血清钙下降
C. 热性惊厥

D. 癫痫发作
E. 碱中毒

(46～49题基于以下题干)

患儿1岁,呕吐、腹泻稀水便5天,1天来尿量极少,精神委靡,前囟及眼窝极度凹陷,皮肤弹性差,四肢发凉,脉细弱,血清钠125mmol/L。

46. 该患儿的脱水程度与性质是

A. 轻度低渗性脱水   B. 重度低渗性脱水

C. 中度等渗性脱水   D. 重度等渗性脱水

E. 中度高渗性脱水

47. 根据患儿脱水程度与性质,首先给予补充的液体是

A. 2：1等张含钠液   B. 1/2张含钠液   C. 1/3张含钠液

D. 1/4张含钠液   E. 1/5张含钠液

48. 该患儿呼吸深快可能的原因是

A. 休克   B. 代谢性酸中毒   C. 中毒性脑病

D. 低钾血症   E. 败血症

49. 若需给该患儿补钾,以下不正确的是

A. 见尿后补钾   B. 必要时可静脉缓慢推注

C. 静脉补钾浓度不超过0.3%   D. 滴注速度不宜过快

E. 尽量口服

(50～52题基于以下题干)

患儿12岁。因眼睑水肿、浓茶水样尿液而就诊,门诊以急性肾炎收住院。现已治疗3天,水肿减轻,尿量增多,但食欲差,进食量少,自觉乏力,沉默不语,有时烦躁易怒。

50. 以下现存护理诊断除外

A. 活动无耐力   B. 排尿异常   C. 体液过多

D. 知识缺乏   E. 焦虑

51. 对该患儿此时护理应特别强调

A. 绝对卧床休息   B. 严密观察尿量   C. 帮助补习功课

D. 限制水入量   E. 指导患儿观察水肿变化

52. 目前健康指导重点是

A. 介绍本病病因   B. 讲明卧床休息目的

C. 解释限制水摄入目的   D. 讲解观察水肿方法

E. 介绍本病患病过程

(53～55题基于以下题干)

患儿8个月,系早产儿,生后牛奶喂养,未加辅食。近1个月来面色渐黄。肝肋下2cm,脾肋下0.5cm,Hb 80/L,RBC 3.0×10^{12}/L,红细胞体积小,中央淡染区扩大。

53. 下列措施正确的是

A. 输血治疗   B. 肌注维生素B_{12} C. 口服叶酸

D. 口服铁剂   E. 口服维生素C

54. 有利于药物吸收的方法是

A. 餐前服用   B. 与钙片同时服用   C. 与橙汁同时服用

D. 与牛奶同服   E. 及时添加瘦肉、蛋黄

55. 用药后表现为

A. 1 日内网织红细胞升高

B. 3 ~ 4 天网织红细胞上升达高峰

C. 2 ~ 3 周后网织红细胞降至正常

D. 血红蛋白与网织红细胞同时增加

E. 临床症状在血常规恢复正常 2 个月后好转

(56 ~ 60 题基于以下题干)

患儿 2 岁,因发热,双下肢不能行走 5 天,以"皮肤黏膜淋巴结综合征"入院。体检:T 39℃,全身皮肤可见红色斑丘疹,双侧颈部淋巴结肿大,轻压痛。口唇潮红、皲裂,杨梅舌,口腔黏膜充血,双膝关节肿胀、疼痛。

56. 根据以上资料,护士认为该患儿可能的医疗诊断是

A. 风湿热   B. 过敏性紫癜   C. 川崎病

D. 类风湿关节炎   E. 猩红热

57. 该患儿当前最主要的护理诊断 / 医护合作解决的问题是

A. 体温过高   B. 有感染危险   C. 躯体移动障碍

D. 口腔黏膜改变   E. 皮肤完整性受损

58. 对上述患儿护理,下列护理措施不妥的是

A. 卧床休息   B. 测体温每 4 小时 1 次   C. 冰袋放置头顶、足底处

D. 鼓励多饮水   E. 每天口腔护理 1 ~ 2 次

59. 护士预计该患儿可能出现的最严重表现是

A. 心包炎   B. 心肌炎   C. 心内膜炎

D. 心律失常   E. 心肌梗死

60. 若病情好转,出院时的健康指导是

A. 介绍本病病因   B. 说明本病治疗

C. 遵医嘱继续服药,定期随诊   D. 说明不能剧烈活动的重要性

E. 讲解预防疾病复发的注意事项

二、名词解释(每题 1 分,共 5 分)

1. 法洛四联症

2. 生理性贫血

3. 化脓性脑膜炎

4. 舞蹈病

5. 先天性甲状腺功能减低症

三、填空题(每个空 1 分,共 20 分)

1. 儿童年龄越小,生长发育速度____,病死率____,预后____。

2. 可将儿童年龄划分为 7 期,分别为____、____、____、____学龄前期、学龄期、青春期。

3. 维生素 D 预防量为____可用至____岁。

4. 风湿热临床主要表现是____、____、____、____。

5. 判定儿童心跳呼吸骤停典型临床体征为____、____、____。

6. 营养性缺铁性贫血是缺乏____。巨幼细胞贫血是缺乏____。

7. 泌尿系感染主要感染途径是____,最常见致病菌是____。

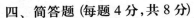

四、简答题 (每题 4 分,共 8 分)

1. 化脓性脑膜炎或病毒性脑炎患儿出现哪些表现提示发生脑疝?

2. 在护理工作中如何防止洋地黄类药物中毒发生?

五、问答题 (共 7 分)

患儿 5 个月,因间断抽搐 2 天入院,抽搐时神志不清,两眼凝视,口唇发绀,四肢抽动,约持续 1～2 分钟自行缓解,然后入睡,醒时活泼如常,共发作 10 余次,不伴发热。患儿冬季出生,人工喂养,尚未添加辅食,未到户外活动。体检:神清,精神好,前囟 3cm×3cm,平坦,有枕秃及颅骨软化,心、肺、腹无异常发现。血钙 1.68mmol/L。临床诊断为"维生素 D 缺乏性手足抽搐症"。

请问:

1. 该患儿的护理诊断有哪些? (3 分)

2. 该患儿的主要护理措施有哪些? (4 分)

附录 参考答案

第一章 绪论

1. E	2. B	3. B	4. B	5. B	6. C	7. E
8. D	9. E	10. C	11. E	12.D	13.D	

第二章 生长发育

1. A	2. B	3. A	4. B	5. D	6. C	7. C	8. E
9. D	10. B	11. A	12. C	13. E	14. C	15. A	16. D
17. A	18. B	19. C	20. D	21. E	22. A	23. B	

第三章 儿童保健

1. A	2. D	3. A	4. B	5. C	6. D	7. A	8. B
9. A	10. D	11. E	12. E	13. C	14. E	15. B	16. A
17. A	18. E	19. C	20. C	21. D	22. C	23. D	24. C
25. D	26. B	27. B	28. B	29. C	30. B		

第四章 住院儿童的护理

1. D	2. A	3. B	4. A	5. C	6. C	7. A	8. E
9. E	10. B	11. E	12. B	13. E	14. A	15. A	16. A
17. B	18. A	19. E	20. C	21. E	22. E	23. B	24. A
25. E	26. D	27. E	28. E	29. C	30. B	31. E	32. D
33. B	34. B	35. B	36. C	37. E	38. D	39. D	40. B

第五章 新生儿及新生儿疾病的护理

1. C	2. C	3. A	4. D	5. D	6. E	7. A	8. B
9. D	10. C	11. B	12. C	13. C	14. C	15. B	16. D
17. D	18. A	19. E	20. D	21. A	22. A	23. D	24. E
25. D	26. A	27. E	28. B	29. A	30. E	31. B	32. C
33. B	34. B	35. D	36. B	37. D	38. E	39. B	40. E
41. E	42. D						

第六章 营养与营养障碍性疾病患儿的护理

1. B	2. A	3. D	4. E	5. D	6. D	7. D	8. A
9. C	10. D	11. B	12. A	13. C	14. C	15. B	16. B
17. C	18. D	19. E	20. B	21. B	22. C	23. E	24. C
25. B	26. E	27. B	28. A	29. A	30. B	31. B	32. A
33. D	34. A	35. E	36. B	37. D	38. E	39. D	40. A
41. E	42. A	43. C	44. D	45. E	46. D	47. B	48. D
49. B	50. A	51. A	52. C	53. B	54. D	55. D	56. C

57. C	58. A	59. A	60. A	61. C	62. D	63. E	64. D
65. C	66. E						

第七章 消化系统疾病患儿的护理

1. C	2. E	3. C	4. B	5. C	6. B	7. C	8. C
9. E	10. D	11. C	12. C	13. A	14. D	15. B	16. C
17. B	18. B	19. C	20. C	21. A	22. C	23. B	24. B
25. C	26. D	27. B	28. B	29. D	30. C	31. B	32. D
33. A	34. E	35. B	36. A	37. A	38. A	39. D	40. B

第八章 呼吸系统疾病患儿的护理

1. B	2. D	3. A	4. A	5. A	6. C	7. C	8. A
9. E	10. C	11. A	12. D	13. D	14. D	15. E	16. C
17. B	18. B	19. A	20. D	21. C	22. D	23. E	24. C
25. E	26. A	27. C	28. E	29. D	30. A	31. D	32. D
33. E	34. D	35. C	36. A	37. A	38. B	39. E	40. E

第九章 循环系统疾病患儿的护理

1. A	2. C	3. C	4. C	5. C	6. E	7. D	8. C
9. B	10. A	11. C	12. E	13. E	14. B	15. D	16. C
17. E	18. B	19. D	20. D	21. C	22. D	23. D	24. D
25. B	26. A	27. D	28. B	29. B	30. D	31. D	32. D
33. B	34. C	35. D	36. A	37. D	38. D	39. A	40. E

第十章 泌尿系统疾病患儿的护理

1. C	2. A	3. C	4. B	5. C	6. E	7. A	8. E
9. B	10. D	11. E	12. B	13. C	14. A	15. A	16. D
17. A	18. B	19. B	20. B	21. A	22. A	23. B	24. A
25. B	26. A	27. E	28. A	29. A	30. A	31. A	

第十一章 血液系统疾病患儿的护理

1. A	2. B	3. D	4. D	5. B	6. C	7. A	8. E
9. C	10. D	11. B	12. A	13. C	14. D	15. D	16. C
17. E	18. A	19. E	20. D	21. D	22. D	23. C	24. A
25. D	26. D	27. E	28. D	29. A	30. C	31. D	32. B
33. A	34. D	35. B	36. C	37. D	38. B	39. A	40. D
41. D	42. A	43. D					

第十二章 神经系统疾病患儿的护理

1. D	2. B	3. C	4. C	5. C	6. B	7. E	8. D
9. D	10. C	11. D	12. D	13. B	14. C	15. D	16. C
17. B	18. B	19. C	20. C	21. C	22. C	23. A	24. C

25. E   26. C   27. C   28. C   29. C   30. A

第十三章　内分泌与遗传性疾病患儿的护理

1. E   2. D   3. B   4. D   5. E   6. A   7. E   8. E
9. A   10. B   11. C   12. C   13. B   14. E   15. C   16. C
17. D   18. B   19. A   20. C

第十四章　常见皮肤病患儿的护理

1. A   2. D   3. A   4. B   5. A   6. E   7. C   8. D
9. A   10. D   11. B   12. B   13. E   14. E   15. B   16. D
17. B   18. A   19. C   20. C   21. B   22. B   23. C

第十五章　急症患儿的护理

1. B   2. B   3. B   4. D   5. B   6. C   7. B   8. C
9. A   10. B   11. C   12. B   13. E   14. A   15. C   16. E
17. B   18. E   19. D   20. E

模拟试卷

模拟试卷一

1. B   2. E   3. D   4. E   5. E   6. E   7. A   8. E
9. E   10. B   11. C   12. C   13. D   14. E   15. D   16. D
17. B   18. A   19. D   20. C   21. A   22. C   23. D   24. C
25. D   26. D   27. A   28. D   29. B   30. C   31. A   32. C
33. D   34. D   35. E   36. A.   37. E   38. B   39. C   40. A
41. B   42. C   43. E   44. B   45. A   46. D   47. B   48. D
49. D   50. A   51. E   52. A   53. C   54. D   55. A   56. E
57. C   58. A   59. C   60. B

模拟试卷二

1. B   2. B   3. B   4. D   5. A   6. C   7. E   8. B
9. C   10. B   11. A   12. E   13. C   14. C   15. D   16. A
17. B   18. E   19. C   20. B   21. C   22. D   23. B   24. E
25. B   26. E   27. C   28. D   29. B   30. E   31. D   32. C
33. C   34. C   35. D   36. A   37. C   38. D   39. D   40. A
41. A   42. D   43. E   44. D   45. B   46. B   47. A   48. B
49. B   50. B   51. A   52. B   53. D   54. C   55. B   56. A
57. C   58. C   59. C   60. C

08检